肠造口护理与康复指南丛书

U0253014

回肠造口
护理与康复指南

总主编　张俊娥　郑美春　胡爱玲

主　编　郑美春

副主编　叶新梅　张俊娥

编　者（按姓氏笔画排序）

叶新梅（中山大学附属第六医院）

张俊娥（中山大学护理学院）

罗宝嘉（中山大学肿瘤防治中心）

郑美春（中山大学肿瘤防治中心）

蒋梦笑（中山大学肿瘤防治中心）

温咏珊（中山大学肿瘤防治中心）

人民卫生出版社

图书在版编目（CIP）数据

回肠造口护理与康复指南 /郑美春主编 . —北京：人民卫生出版社，2016

（肠造口护理与康复指南丛书）

ISBN 978-7-117-23765-9

Ⅰ. ①回… Ⅱ. ①郑… Ⅲ. ①回肠 – 肠疾病 – 造口术 – 护理 – 指南②回肠 – 肠疾病 – 造口术 – 康复 – 指南　Ⅳ. ①R473.6-62②R656.709-62

中国版本图书馆 CIP 数据核字（2016）第 303107 号

| 人卫智网 | www.ipmph.com | 医学教育、学术、考试、健康，购书智慧智能综合服务平台 |
| 人卫官网 | www.pmph.com | 人卫官方资讯发布平台 |

回肠造口护理与康复指南

主　　编：郑美春
出版发行：人民卫生出版社（中继线 010-59780011）
地　　址：北京市朝阳区潘家园南里 19 号
邮　　编：100021
E - mail：pmph @ pmph.com
购书热线：010-59787592　010-59787584　010-65264830
印　　刷：北京铭成印刷有限公司
经　　销：新华书店
开　　本：787×1092　1/32　印张：4.5
字　　数：101 千字
版　　次：2017 年 1 月第 1 版　2017 年 1 月第 1 版第 1 次印刷
标准书号：ISBN 978-7-117-23765-9/R・23766
定　　价：35.00 元

　打击盗版举报电话：010-59787491　E-mail：WQ @ pmph.com
（凡属印装质量问题请与本社市场营销中心联系退换）

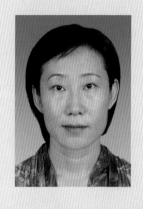

　　张俊娥，博士，副教授，硕士生导师，中山大学护理学院副院长。长期从事造口护理和康复研究，积累了丰富的图文资料。以第一或通讯作者发表与造口护理有关的论文 20 余篇，其中国际期刊 SCI 论文 4 篇。主持国家社会科学基金等多项课题，其中"造口患者心理社会适应及其延续护理干预的系列研究"成果获第四届广东省护理学会科学技术奖三等奖。曾于 2016 年在第 21 届世界造口治疗师大会做论文宣读。兼任世界造口治疗师协会会员、广东省护理学会造口专业委员会常务委员等职务。

回肠造口
护理与康复指南

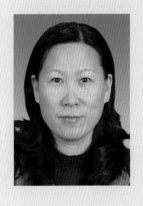

郑美春,学士,主任护师,造口治疗师,中山大学肿瘤防治中心结直肠科科护士长。从事造口专科护理多年,积累了丰富的临床实践经验。主持广东省科技计划项目等多项课题。以第一或通讯作者共发表与造口护理有关的论文 10 余篇,其中国际期刊 SCI 论文 1 篇。协助创办全国首家造口治疗师学校——中山大学造口治疗师学校,并兼任副校长。主编《现代伤口与肠造口临床护理实践》;副主编《造口康复治疗——理论与实践》和《压疮护理学》。兼任世界造口治疗师协会中国地区代表、广东省护理学会造口专业委员会副主委等职务。

回肠造口
护理与康复指南

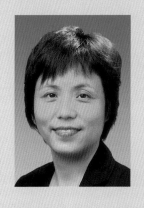

胡爱玲,硕士,主任护师,硕士生导师,造口治疗师。中山大学附属第三医院护理部副主任兼岭南医院护理部主任。从事造口护理工作多年,主要研究方向为造口伤口失禁护理。主编《现代伤口与肠造口临床护理实践》,副主编及参编论著与指南6部。主持广东省科技计划项目等多项课题,发表论文30余篇,其中在国际期刊发表SCI论文5篇。获中华护理学会科技奖三等奖等奖项3项。曾获广东省优秀护士称号。兼任中华护理学会造口伤口失禁专业委员会副主任委员、广东省护理学会造口专业委员会主任委员等职务。

回肠造口
护理与康复指南

序　一

　　肠造口是外科医生用一段肠管在患者腹壁所做的人为开口,其功能是排泄粪便或尿液。排泄粪便的肠造口俗称"人工肛门"或"假肛";排泄尿液的肠造口称为"泌尿造口"或"小便造口"。

　　虽然肠造口术解决了患者的病痛,但是其引发的诸多并发症和护理问题也给患者带来了烦恼和痛苦。为此,被誉为"造口之父"的美国医生 Turnbull 培养了世界上第一位造口治疗师(ET)——Norma Gill,并于1961年创办了世界第一所造口治疗师学校。我国造口康复治疗起步较晚,直至2001年才在广州中山大学建立全国第一所造口治疗师学校。但是我国造口康复治疗发展很快,造口治疗师队伍迅速壮大。

　　本丛书主编和副主编均是我国培养的造口护理和康复专家,她们精心编写的这一套《肠造口护理与康复指南丛书》,共4个分册,包括《结肠造口护理与康复指南》《回肠造口护理与康复指南》《泌尿造口护理与康复指南》和《小儿肠造口护理与康复指南》。这4类肠造口患者各有特点,护理和康复有其特殊性。本丛书的编者从实践出发,逐一解决临床护理遇到的各类问题,使肠造口患者受益匪浅。

　　在本丛书出版之际,我有幸通读全稿,感触颇深。首先,编者们对肠造口患者充满同情和爱心;肠造口带来的诸多问题,她们感同身受,提出切实的解决方法。其次,本丛书以问答形式编写,编者在详尽阐述外同时增加了许多图解,使本书更加通俗易懂。最后,我深信"实践出新知",本丛书编者都是护理肠造口患者的临床一线人员,临床经验丰富,能够发现和解决肠造口护理中的诸多实际问题,促进患者康复。

我相信此丛书不仅对肠造口患者和家属有实际指导意义,也会使临床医护人员受益匪浅。在推荐此书给读者的同时,我由衷感谢编者们对肠造口患者真挚的爱心和奉献!

万德森教授
中山大学附属肿瘤医院原院长
我国第一所造口治疗师学校创立者
2016 年 10 月

序　二

　　期盼已久的《肠造口护理与康复指南丛书》终于和大家见面了！它的问世对所有肠造口患者以及他们的家属亲友来说，真不啻为极大的福音。作为一个结肠造口龄已近 20 年的肠造口患者，不禁对为本丛书的出版倾注了心血与辛劳的各位编者和编辑拍手叫好，从心底里感谢你们为肠造口患者的护理康复所付出的辛勤劳动！

　　肠造口患者，从确诊到手术直至出院回家，身体和心理上都承受了一次痛苦的经历和极大的变化过程，如若还伴有术后常见的造口旁疝、肠造口脱垂以及肠造口周围皮肤过敏、感染、溃烂等并发症，那种恐惧、彷徨与无助感会更强烈。期盼得到完善贴身的肠造口护理和系统实用的康复指南，是每一位肠造口患者消除心理阴影，重回正常生活轨道的殷切希望。

　　本丛书的各位编者专门编纂了这一套系统完整的《肠造口护理与康复指南丛书》，丛书涵盖了结肠、回肠、泌尿及小儿肠造口 4 大类型，对手术前、中、后的准备与护理，术后并发症预防与处理，造口袋等护理用品的正确使用，康复过程中日常生活如起居饮食、运动出游等不同阶段、不同范畴的问题以问答形式做了详解，这对指导肠造口患者掌握自我护理手段和解决康复过程中的生理、心理疑难起到了极大的帮助作用。全书深入浅出，图文并茂，适用性、可操作性强，对肠造口患者及其家属来说都是不可多得的护理康复指南和科普参考书。

在《肠造口护理与康复指南丛书》成功出版之际,衷心感谢对肠造口患者充满爱心的各位编者和编辑,感谢你们对我国肠造口护理与康复事业的辛勤付出与无私奉献!

杨叔煊

广州造口联谊会会长

2016 年 10 月

前　言

由于临床和科研工作的需要,我们经常和肠造口患者打交道。原本以为患者行了肠造口手术,就会一副愁眉苦脸、怨天尤人的模样,出乎我们意料的是,大部分患者都是乐观开朗、积极向上的。在平时交谈中,他们还会用幽默的语气给自己的肠造口起些小昵称,例如"我的荷包蛋""我的小玫瑰"等。我们为他们面对困境所流露出的坚毅乐观和不屈不挠的精神所感染,久而久之便不自觉地把自己当成肠造口患者团体的一分子,能为这个特殊的群体做点什么,一直是我们的愿望。

2008年我们为刚出院的肠造口患者设计了一本肠造口自我护理小手册,患者使用后反响良好,这突然给了我们一个灵感,为何不出版一套有关肠造口护理的科普图书让更多的肠造口朋友受益呢? 有幸的是,在广东省内聚集着一批优秀的造口治疗师,数十年的临床磨炼,让这些造口治疗师们积累了大量与肠造口护理和康复相关的临床经验。我们一提出这个想法,大家一拍即合,觉得能为肠造口朋友做一点实实在在又有意义的事情而感到荣幸和自豪!

感谢我国著名的胃肠肿瘤专家万德森教授在百忙之中为本书作序。万教授是中山大学造口治疗师学校的创始人和名誉校长,十多年来为国内造口护理人才的培养付出了巨大的心血。感谢广州造口联谊会杨叔煊会长为本书写序,杨会长做了结肠造口手术20年来一直不断地挑战并奉献自我,曾赢

13

得广州市中老年组羽毛球赛奖项,曾为开导一个刚完成肠造口手术的患者一天打了5个小时的电话……他是肠造口康复者的榜样,希望每位肠造口患者术后都可以像他一样活得精彩、快乐!

本丛书的出版获得了2014年广州市科技和信息化局科普计划资助立项(项目编号2014kp000122);并获得2015年广州市科学技术协会、广州市南山自然科学学术交流基金会、广州市合力科普基金会科普出版经费的资助;同时为这套丛书出版给予大力支持的领导、同事等,在这里一并表示深深的感谢! 在他们的帮助下,我们终于实现了这一愿望!

衷心祝愿这套肠造口护理与康复指南系列科普图书的出版能够为肠造口患者带去福音,让他们不必在黑暗中摸索,让他们少走弯路,让他们更快地适应有肠造口的生活,真正做一个快乐的造口人!

张俊娥　郑美春　胡爱玲
2016 年 10 月

目　录

第一章　认识回肠造口……………………………… 1

第一节　肠道的解剖生理特点 …………………… 1

☆ 消化系统包括哪些脏器,正常的排泄
途径是怎样的? …………………………… 1

☆ 回肠的位置在哪里? ……………………… 1

☆ 自然排便是一个怎样的过程? …………… 3

第二节　回肠造口的特点 ………………………… 4

☆ 为何我需要行回肠造口手术? …………… 4

☆ 什么是回肠造口? ………………………… 4

☆ 为什么不可以把回肠造口从肛门带出,
而要在腹部带出? ………………………… 5

☆ 回肠造口的类型有哪些?它们有何特点? ………… 6

☆ 回肠造口是暂时性的还是永久性的? …… 7

☆ 暂时性的回肠造口,什么时候可以回纳? ……… 8

☆ 回肠造口术是通过腹腔镜做还是开腹做? …… 8

☆ 回肠造口在腹壁上的缝合是使用手术缝线
还是吻合钉?需要拆除吗?何时拆除? ………… 8

☆ 回肠造口排出的粪便会污染伤口吗? …… 9

第三节　回肠造口手术前准备 …………………… 10

☆ 为何需要行电子结肠镜检查? …………… 10

☆ 进行电子结肠镜检查会疼痛吗? ………… 10

☆ 怎么配合才能做好电子结肠镜检查? ……………… 10

☆ 为何需要行钡剂灌肠造影检查? ………………… 11

☆ 怎么配合才能做好钡剂灌肠造影检查? ………… 11

☆ 如既要行电子结肠镜检查,又要行钡剂
灌肠造影检查,怎么办? ………………………… 12

☆ 造口治疗师或临床护士为何在我
腹壁上做标记? …………………………………… 12

☆ 腹壁画上标记后还能洗澡吗?一旦腹壁标记模糊
该怎么办? ………………………………………… 13

☆ 明天手术,今天还可以正常饮食吗? …………… 13

☆ 为何术前需要口服泻药?如何服用? …………… 14

☆ 为何术前需要进行清洁灌肠? ………………… 14

☆ 暂时性回肠造口回纳前需要做哪些检查?
怎么配合才能做好这些检查? …………………… 15

☆ 暂时性回肠袢式造口回纳前肠道清洁
怎样进行? ………………………………………… 15

☆ 临时性回肠袢式造口患者钡灌肠检查
应注意哪些问题? ………………………………… 16

第四节　回肠造口的功能 ……………………………… 17

☆ 为何行了回肠造口手术,我的肛门仍然存在? …… 17

☆ 我能控制从回肠造口排出的粪便吗? ………… 17

☆ 回肠造口排出的粪便性状与手术前一样吗? …… 18

☆ 回肠造口手术会影响食物的消化吸收吗? ……… 18

☆ 回肠造口手术会影响口服药物的吸收吗? ……… 18

☆ 暂时性回肠造口关闭术后,我的排便会
恢复正常吗? ……………………………………… 18

第二章　造口护理用品的选择与储存 ·············21

　第一节　造口袋的选择 ·············21

　　☆ 回肠造口袋的种类有哪些? ·············21

　　☆ 一件式开口袋和两件式开口袋有何区别? ·········23

　　☆ 选择造口袋时应考虑哪些情况? ·············23

　　☆ 我该选择怎样的造口袋? ·············24

　　☆ 回肠造口患者可以选择非粘贴型的

　　　造口袋吗? ·············26

　第二节　造口袋的清洁 ·············27

　　☆ 佩戴着的造口袋如何清洁? ·············27

　　☆ 佩戴过的两件式开口造口袋如何清洗? ·········28

　　☆ 佩戴过的造口袋可以重复使用吗? ·············28

　第三节　造口护理附属产品及使用方法 ·············29

　　☆ 造口护理附属产品有哪些? ·············29

　　☆ 造口护理附属产品有何作用? ·············31

　　☆ 我需要使用造口护理附属产品吗? ·············33

　　☆ 使用造口护理附属产品时需注意哪些问题? ·········33

　　☆ 佩戴造口弹力腹带应注意哪些问题? ·············34

　　☆ 造口腰带和造口弹力腹带弹性丧失了

　　　还可使用吗? ·············35

　第四节　造口护理产品的获取及储存 ·············35

　　☆ 如何购买造口产品? ·············35

　　☆ 造口护理用品应该如何保存? ·············36

　　☆ 造口护理产品使用有效期有标识吗?间隔多长时间

　　　需购买一次? ·············36

第三章　回肠造口护理须知……………………………39

　第一节　回肠造口排泄物的管理 …………………39

　　☆ 如何收集从回肠造口排出的粪便? ………39

　　☆ 何时需要排空造口袋? ……………………39

　　☆ 如何排放造口袋里的粪便? ………………40

　　☆ 哪种姿势排空造口袋最合适? ……………40

　　☆ 为何我的造口袋内会胀满气体?怎么办? …40

　第二节　造口袋的更换 ……………………………41

　　☆ 什么时间更换造口袋较为合适? …………41

　　☆ 更换造口袋前应准备哪些物品? …………41

　　☆ 怎样更换造口袋? …………………………41

　　☆ 揭除造口底盘会损伤皮肤吗? ……………42

　　☆ 揭除下来的造口底盘/一件式造口袋可否
　　　立刻弃置? …………………………………43

　　☆ 如何弃置使用过的造口袋? ………………44

　　☆ 如何清洁回肠造口及其周围皮肤? ………44

　　☆ 回肠造口及其周围皮肤需要使用消毒液消毒吗? ……44

　　☆ 更换造口袋时我怎样才能看清楚回肠造口
　　　及其周围皮肤? ……………………………45

　　☆ 更换造口袋期间大便涌出,怎么办? ……45

　　☆ 为何粘贴新的造口底盘/一件式造口袋前
　　　需要确保回肠造口周围的皮肤干爽? ……45

　　☆ 粘贴造口袋前需要敞开1~2小时
　　　让皮肤有休息期吗 ? ………………………45

　　☆ 术后初期更换造口袋为何需要测量
　　　回肠造口的大小? …………………………46

　　☆ 如何测量回肠造口的大小? ………………46

☆ 怎样才能避免将一件式的造口袋剪破? ……………47

☆ 粘贴造口底盘或一件式造口袋时
　应注意哪些问题? ……………………………… 47

☆ 造口袋的开口如何密封? ……………………48

☆ 佩戴着的造口底盘／一件式造口袋
　应该多久更换? …………………………………49

☆ 为何每次更换造口袋时要对回肠造口及其周围
　皮肤进行检查?检查的主要内容是什么? …………49

☆ 佩戴着的造口底盘／一件式造口袋频频渗漏,
　怎么办? …………………………………………50

☆ 术后我能自己护理结回肠造口吗? ……………50

☆ 什么是 ARC 造口袋更换流程? ………………51

第四章　日常生活须知 ……………………………53
　第一节　饮食须知 ………………………………53

☆ 回肠造口术后多久可以进食? ………………53

☆ 饮食上需要注意哪些问题? …………………53

☆ 进食时应注意哪些问题? ……………………54

☆ 哪些食物容易引起腹泻? ……………………54

☆ 容易腹泻的患者不宜进食哪些水果? …………54

☆ 哪些食物可帮助改善腹泻症状? ……………55

☆ 为何食用苹果对改善腹泻有帮助?食用时需注意
　哪些问题? ………………………………………55

☆ 回肠造口为何容易被食物堵塞? ……………55

☆ 回肠造口发生食物堵塞时会有哪些症状? ……55

☆ 回肠造口发生食物堵塞时怎么办? …………56

☆ 如何预防回肠造口食物堵塞? ………………56

☆ 进食哪些食物和饮料容易产生气体?
　　如何减少回肠造口的排气? ·················56
☆ 进食哪些食物和饮料容易产生气味? ·········57
☆ 外出旅行时饮食方面须注意哪些问题? ·······57

第二节　运动须知 ································58
☆ 回肠造口手术后我还能像手术前一样做些喜爱的
　　运动吗? ··································58
☆ 运动前需要特别准备吗? ···················58
☆ 进行户外运动时需注意哪些问题? ···········58
☆ 可以游泳吗?游泳时需要注意哪些问题? ·····59

第三节　沐浴、睡眠与衣着 ·····················59
☆ 我可以洗澡吗?洗澡时需要注意哪些问题? ···59
☆ 睡眠时应注意哪些问题? ···················60
☆ 回肠造口术后我的坐姿、睡姿与手术前有什么
　　不同吗? ·································60
☆ 回肠造口患者最宜采取哪种姿势起床? ·······61
☆ 我的衣服需要特别制作吗? ·················61

第四节　工作与社交 ···························61
☆ 回肠造口手术后我仍然可以工作吗? ·········61
☆ 我仍然可以参加娱乐活动吗?需注意哪些问题? ·····62
☆ 可以旅行吗?外出旅游时应该注意哪些问题? ·····62

第五节　性生活 ·······························63
☆ 我可以过性生活吗? ·······················63
☆ 性生活对身体有害吗?对性伴侣有影响吗? ···63
☆ 性生活时注意哪些问题? ···················64
☆ 回肠造口手术对性功能有何影响? ···········65
☆ 回肠造口手术后,阴茎不能勃起,是何原因? ·······65

第六节　生育 ································66

☆ 回肠造口的女性可以生育吗? ········66

☆ 回肠造口手术后多久才可以生育子女? ·········66

☆ 女性回肠造口者孕期应注意哪些问题? ········67

☆ 女性回肠造口者可以喂饲母乳给婴儿吗? ·········67

第五章　常见问题应对 ····························69

第一节　回肠造口常见问题及应对 ·········69

☆ 碰触我的回肠造口,为何无痛感? ·········69

☆ 如果肠造口的颜色变黑,怎么办? ·········69

☆ 清洁时回肠造口发生渗血,怎么办? ·········70

☆ 造口袋收集到新鲜血液,怎么办? ·········70

☆ 为何起床后我的回肠造口变得越来越长,

　怎么办? ·································71

☆ 如何预防回肠造口变得越来越长? ·········72

☆ 回肠造口黏膜上长了一碰就出血的小肉芽,

　怎么办? ·································72

第二节　回肠造口周围问题及应对 ·········73

☆ 为何粘贴造口底盘的皮肤发痒和发红,怎么办? ······73

☆ 什么是斑贴试验? ·························73

☆ 回肠造口周围皮肤疼痛、发红、出现损伤,

　怎么办? ·································74

☆ 为何回肠造口周围皮肤出现小结节,怎么办? ······75

☆ 为何回肠造口周围会隆起,怎么办? ·········75

☆ 回肠造口周围皮肤长有毛发需要剃除吗? ·········75

第三节　排泄问题及应对 ·················76

☆ 回肠造口术后,我的肛门被切除,为何仍有

　　便意感? ···76

☆ 回肠造口术后为何肛门还有粪便/黏液排出? ······76

☆ 回肠造口正常的排出量是多少? ···················77

☆ 饮水量增加时回肠造口的排泄量也增加吗? ·······77

☆ 我的回肠造口排出量过高吗? ·····················77

☆ 回肠造口高排出量会导致什么问题?
　　有何症状和体征? ·····························77

☆ 发生脱水时怎么办?如何预防? ···············78

☆ 腹泻有何特征?为何会发生腹泻? ·············78

☆ 发生腹泻时怎么办? ·····························78

☆ 外地旅行会令排泄习惯改变吗? ···············79

☆ 为何造口袋里收集到口服的药片? ···········79

☆ 低位直肠癌患者行暂时性回肠袢式造口回纳术
　　后大便控制困难/失禁,怎么办? ···········80

☆ 如何进行骨盆底肌肉锻炼?需注意哪些问题? ······80

☆ 暂时性回肠造口回纳术后如何
　　预防肛周皮肤损伤? ···························81

第四节　回肠造口患者常见的护理误区 ··················82

☆ 两件式造口底盘/一件式造口袋必须每天更换,
　　否则回肠造口周围皮肤会发痒? ···············82

☆ 一件式/两件式造口袋必须每天反复冲洗,
　　否则粪臭味会漏出? ···························82

☆ 一旦排泄必须及时清倒排泄物并大力擦洗回肠造口,
　　否则会感染? ·································82

☆ 回肠造口及其周围皮肤一定要用碘伏消毒
　　才放心? ·····································83

☆ 清洁回肠造口必须使用镊子、棉球和纱布? ········83

☆ 肠造口护理用清洗液一定要选用生理盐水? ········ 84
☆ 每天必须用手指对回肠造口进行"扩肛"
　 才能保持大便顺利排出? ····················· 84
☆ 造口底盘上全部涂抹上防漏膏,底盘粘贴会
　 更稳固? ···································· 84
☆ 造口袋底盘的剪裁宁大勿小? ················· 84
☆ 佩戴的造口袋必须是透明的? ················· 85
☆ 造口袋开口必须使用便袋夹来密闭? ··········· 85
☆ 回肠造口者可选择佩戴一件式闭口袋? ·········· 85
☆ 回肠袢式造口如近端肠袢高起,远端与皮肤
　 平齐(图5-10),裁剪底盘时仅按近端肠袢大小
　 来裁剪就行? ······························· 86
☆ 将造口袋放置于高温设备上加热后使用? ········ 86
第五节　复诊 ··································· 87
☆ 回肠造口术后需要复查吗? ··················· 87
☆ 什么情况下应该到造口专科门诊就诊? ·········· 88
☆ 回肠造口者如何就诊? ······················· 88
☆ 回肠造口患者随诊时注意哪些问题? ············ 88

第六章　坚强面对回肠造口 ····················· 91
第一节　患者如何面对 ························· 91
☆ 当需要行回肠造口手术时,该如何面对? ········ 91
☆ 您需要咨询医生、造口治疗师、管床护士
　 哪些问题? ································· 92
☆ 您可以做些什么? ··························· 92
☆ 您可以向谁倾诉? ··························· 92
☆ 回肠造口手术后,该如何面对? ················ 93

☆ 如何与您的新成员(回肠造口)和谐生活? ···········93

第二节 家属如何面对 ············94

☆ 当家人需要行回肠造口手术时,如何面对? ·······94

☆ 应该告知家人行回肠造口手术吗? ·········94

☆ 如何向家人告知病情? ·········94

☆ 首次见到回肠造口,您的感受? ·········95

☆ 您可以帮助家人做些什么? ·········95

第三节 回肠造口患者感人的故事 ············96

☆ 回肠造口者——诺玛·基尔(Norma N.Gill)

精彩的人生 ············97

☆ 回肠造口者——健美先生的故事 ············98

☆ 一位回肠造口者 17 年的感悟 ············ 100

☆ 回肠造口术后的生活也可以多姿多彩 ······· 105

☆ 与妈妈共渡难关 ············ 107

☆ 一位老探访者的自豪 ············ 110

附录 常见的与肠造口相关的术语及组织···············113

参考文献······················117

第一章 认识回肠造口

第一节 肠道的解剖生理特点

☆ 消化系统包括哪些脏器,正常的排泄途径是怎样的?

答:①消化管起自口腔,止于肛门,不同肠段的消化管口径存在差异。消化系统包括了口腔、食管、胃、小肠、大肠和肛管(图1-1)。②正常的排泄途径是:进食后,食物在口腔经过咀嚼由食道进入胃部。胃就好像搅拌机一样,将食物搅碎,继而送到小肠。食物经过小肠(胃壁和肠道上的肌肉像海浪般推动食物往前方收缩、胀大,称之为蠕动)的时候,营养不断地被吸收,直至到达小肠的末端,所有的消化作用基本完成;此时残留下来的将会是那些消化不了的渣滓和残余水分;于是大肠(包括结肠、直肠等部分)就要负责将其中的水分吸收,无用的食物渣滓就变成半固体状的粪便,贮藏在直肠内,在适当的时候便由肛门排放出体外。

☆ 回肠的位置在哪里?

答:小肠是负责食物消化吸收的主要器官,盘曲于腹腔内,分为十二指肠、空肠和回肠三部分(图1-2)。因此,回肠是小肠的其中一部分。回肠上接空肠,末端接续盲肠,位于腹腔

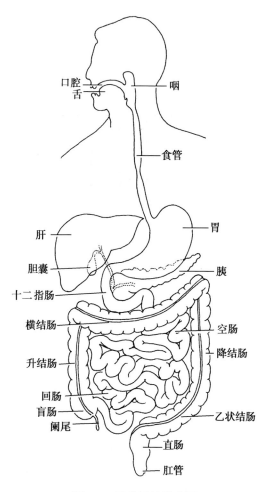

图 1-1 消化系统模式图

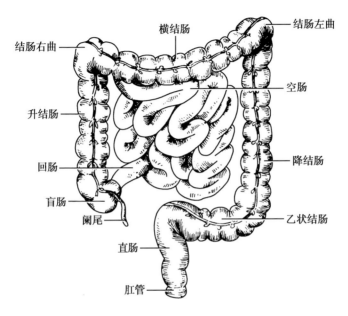

图 1-2　小肠和大肠

的右下部,部分位于盆腔内。

☆ **自然排便是一个怎样的过程?**

答:自然排便需要直肠收缩力、腹压和重力。其中腹压和重力在坐位时可最大限度地引出。但直肠收缩不能自我进行,只能在自律神经支配下,通过一系列的反射运动完成。正常情况下食物经小肠消化吸收进入大肠,在大肠的再吸收作用下形成粪便,又在大肠的推动下,使粪便从横结肠送入乙状结肠,进而送入直肠。当粪便充满直肠时,直肠被充盈而膨胀,刺激和兴奋直肠壁上的压力感受器,产生有效的神经传入冲动,冲动信息由神经上传到大脑皮层的"排便反射高级中枢",

并由该中枢发出便意信号,引起便意(想排便的意识)和排便反射。排便反射的传出冲动沿盆神经传出,肛门内外括约肌舒张,加之腹压、重力的协同作用,粪便即被排出体外。

第二节　回肠造口的特点

☆ 为何我需要行回肠造口手术?

答:肛门是消化道的出口,因肠道疾病(如溃疡性结肠炎、克罗恩病、多发性结肠息肉、结肠憩室病、大肠癌等)的治疗需要,粪便永久性或临时性不能从肛门排出,需要为粪便造一个新的出口,这个出口就是回肠造口。您也许因为其中的某个原因而需要行回肠造口手术。因此,回肠造口不但不是一种疾病,而且可以帮助您远离疾病、梗阻和疼痛等带来的烦恼。

☆ 什么是回肠造口?

答:通过手术将大肠完全或部分切除后将回肠的末端经腹部开口拉出并缝合于腹壁而形成的开口,就是回肠造口(图 1-3),排泄物将经这个回肠造口离开身体,故回肠造口又俗称假肛或人工肛门。如果说肛门是消化道的出口,那回肠造口也是消化道出口,只是位置不同了,不再是位于臀部之间,而是挂于腹壁之上。

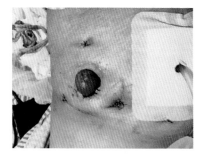

图 1-3　回肠造口

☆ 为什么不可以把回肠造口从肛门带出，而要在腹部带出？

答:肛门除了是一个大便排出的孔道外，更是控制大便排泄的开关。肛门能够发挥"滴水不漏"的功能，是因为它拥有特别的生理结构，包括内外两层括约肌，身体透过控制这些细微结构，令肛门能够在适当时间"开合"。当括约肌收缩时，粪便就不能排；而当它放松时，粪便就可以从肛门排出体外。如果受到某些疾病，如家族性息肉性腺瘤癌变等的影响，要把全大肠(结肠、直肠和肛门)切除时，从肛门带出的回肠造口便会因为没有括约肌而失去控制大便排泄的功能，形成大便失禁。同时，由于会阴肛门处位置特殊隐蔽，难以粘贴造口袋来收集粪便，患者也很难自行护理，粪便刺激较易形成皮肤破损等情况，给患者带来更大的痛苦，这些问题至今未找到有效的解决方法，因此，在原来肛门的位置放置回肠造口目前尚不可行。由于腹部比较平坦，粘贴造口袋容易，不容易脱落；且肠造口在腹部，患者本人容易观察肠造口情况并进行自我护理等，因此，经过多年的经验总结，认为将回肠造口从腹部带出是一个较好的解决方法。有的患者是因为接近肛门部位的直肠问题而需要进行回肠造口手术的，目的是让粪便暂时不通过手术吻合的肠道，因此，这种情况下，因为肛门仍然在原位，回肠造口也不可能从肛门带出。

专家温馨提示

肠造口是挂在腹壁的消化道出口，又称为"假肛"，但不能控制排便。

☆ 回肠造口的类型有哪些？它们有何特点？

答:回肠造口分为回肠单腔造口和回肠袢式造口两种类型。①回肠单腔造口(图1-4)是指肠造口从腹壁上一个开口开出,手指探查可探查到一个开口的肠造口,患者肛门可能被切除,也可能保留,临床上比较少见,且以永久

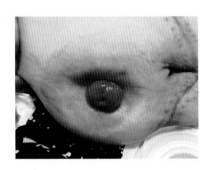

图1-4　回肠单腔造口

性为主。②回肠袢式造口是指肠造口从腹壁上一个开口开出,手指探查可探查到2个开口的肠造口,其中一个开口与上消化道相通,粪便从此开口排出,也称之为近端开口;另一个开口与肛门相连接,也称之为远端开口。也就是回肠袢式造口的患者肛门仍然是保留的。临床比较多见,且以临时性为主,术中多数留置支架管(图1-5),但个别是没有的(图1-6),是否放置支架管,由医生根据手术情况来决定,支架管一般1周左右拆除。不同医院因取材不一样,因此放置支架管的做法也不一样,有的做成圈状(图1-5)、有的做成条状(图1-7)。③不管是回肠单腔造口还是回肠袢式造口一般都位于右下腹部,排泄物量较多,且次数频密;早期呈水样便,正常

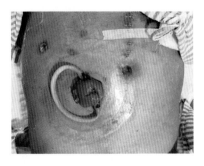

图1-5　回肠袢式造口(带支架管-圈状)

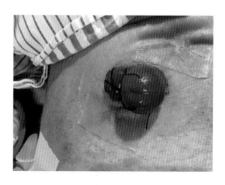

图 1-6 回肠袢式造口(没有支架管)

饮食后粪便多呈糊状,含水分较多且对皮肤有较大刺激,尤其是高位回肠造口(离空肠比较接近的回肠造口)。

☆ **回肠造口是暂时性的还是永久性的?**

答:回肠造口留置时间主要取决于回肠造口手术的原因和目的。通常医生会在手术前后向您做出详细说明。常见的暂时性回肠造口是在低位直肠癌保肛术后为确保肠道吻合口的安全而设的。常见的永久性回肠单腔造口是家族性息肉性癌变的患者需行全大肠切除时必须解决排泄问题而设的。而个别克罗恩病、复杂肛瘘的患者为控制直肠、肛门炎症也可能行永久性回肠造口手术。

专家温馨提示

切除了肛门,便需要永久性肠造口来负责排粪工作。但个别患者肛门没有切除也需要永久性肠造口来排粪,相关原因需由医生根据患者情况做具体解释。

☆ **暂时性的回肠造口,什么时候可以回纳?**

答:一般术后约 3~6 个月。暂时性回肠造口患者需返院行术前灌钡剂造影检查或结肠纤维内镜检查以确认有无吻合口漏、回肠造口远端肠管严重狭窄、闭塞等,或行直肠肛门测压检查确认患者有无肛门括约肌功能不全等问题,在各项检查结果正常的情况下患者可入院施行回肠造口回纳术。

☆ **回肠造口术是通过腹腔镜做还是开腹做?**

答:目前经腹腔镜手术(也称微创手术)和开腹手术均是外科很成熟的手术方式,治疗原发病的具体手术方式主要取决于原发病特点及手术难易程度。回肠造口手术的方式取决于原发病切除的手术方式。因此,回肠造口术有可能是经腹腔镜做,也有可能是通过开腹施行。

☆ **回肠造口在腹壁上的缝合是使用手术缝线还是吻合钉? 需要拆除吗? 何时拆除?**

答:极大部分是手术缝线缝合的(图 1-7),偶尔使用吻合钉缝合。吻合钉、不吸收缝线缝合或外露的可吸收缝线均需要拆除。吻合钉缝合的需要专用取钉器拆除,而手术缝线缝合的使用剪刀或刀片剪除即可。一般拆除时间为手术后 7~10 天左右。适当

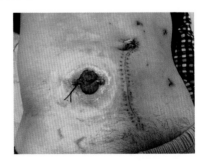

图 1-7　回肠袢式造口周围缝线缝合,放置条状支架管,腹部有约 20cm 长的伤口

延长拆除时间并无大碍,但若过久不拆除,残留的缝线就会成为异物刺激回肠造口黏膜。

☆ **回肠造口排出的粪便会污染伤口吗?**

答:治疗原发病时开腹手术患者的腹部会有一道约15~30cm的伤口(图1-7),此外可能会有放置引流管的小切口等;腹腔镜手术的患者伤口较小,常在腹部留下3~4个较小的伤口(图1-8)。从伤口的位置可以看出不管开腹或腹腔镜手术,手术切口都比较靠近回肠造口,有的甚至开在伤口的正中位置。因此,患者都非常担心回肠造口排出的粪便会污染手术切口而影响伤口的正常愈合。其实,医护人员已经考虑到这个问题,通常选用密闭的伤口敷料对伤口进行保护(图1-9),同时会使用造口袋来收集回肠造口排出的粪便等措施来做好预防和保护工作。即使伤口愈合不良,通过医护人员的处理也会很快愈合的。因此,您不必担心此问题。

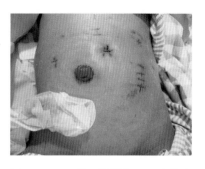

图1-8 回肠造口周围有3~4个较小的伤口

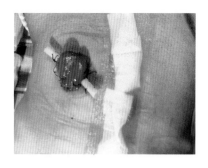

图1-9 回肠造口旁伤口使用密闭的伤口敷料进行保护

第三节   回肠造口手术前准备

☆ 为何需要行电子结肠镜检查?

答: 电子结肠镜检查也俗称为大肠镜检查。结肠镜是一条幼长、柔软的光导纤维内镜,外围直径约 1.1cm,长度则约 1.8m。检查由内镜室的医生执行,进行检查时医生会慢慢将结肠镜由肛门引进结直肠至回盲肠部位,期间会输入空气令本来褶叠的肠道微微膨胀起来,而清晰的影像会即时被传送至显示屏上,让医生得以透过显示屏观察肠内的情况。真正的检查由结肠镜抵达回盲肠后开始,此时医生会一边将结肠镜拉出,一边细看肠道内壁是否出现异常,如发现结直肠黏膜有病变或息肉,可即时抽取组织作化验或把息肉切除。检查时间大约 20~30 分钟。

☆ 进行电子结肠镜检查会疼痛吗?

答: 电子结肠镜是硬邦邦地被塞进大肠内,加上输入气体让肠道膨胀,会带来刺激和胀痛不适。但这种疼痛一般是可以耐受的。如果您担心难以耐受疼痛可选择电子结肠镜无痛检查,也就是医生会在检查前先给您注射止痛药及镇静剂,让您可以在熟睡的情况下接受检查,减少不适。通常这种药效是短暂的,麻醉师会控制好,一旦检查完毕您也就清醒了。

☆ 怎么配合才能做好电子结肠镜检查?

答: 电子结肠镜检查需要清洁肠道,排清肠道内的粪便,让结肠镜有一个清晰的视野,所以,检查前 1~2 天便要开始避免进食高纤维的食物,如瓜、豆、蔬菜、水果、麦皮等,至检查当天则只可进食流质食物如粥水、清汤等。预约好检查时间后护士也会给您进行饮食指导的。检查当天需要口服泻药或清洁灌肠,将肠道内粪便排清。检查完毕可恢复正常饮食。检查前需要家属陪同和签字,如选择无痛电子结肠镜检查者,因为检查时接受了镇静剂注射,患者最好在家人陪伴下离开。

专家温馨提示

　　电子结肠镜检查时医生会将大肠镜由肛门引进结直肠至回盲肠部位。清晰的影像会被即时传送至显示屏上。如发现病变,可即时钳取病变组织作病理检查诊断。

☆ **为何需要行钡剂灌肠造影检查?**

答: 钡剂灌肠造影检查是一种常见的非侵入性肠道检查,也是一种诊断性检查,目的是了解肠道内是否发生病变及确定病变的部位。其原理是以 X 光透视肠壁的结构。检查由放射科医生执行,检查时从肛门放置管道后注入钡剂,钡剂是白色的显影剂,能够黏附于肠道内壁,假设肠内有增生物,在 X 光之下便能够显现出来。

☆ **怎么配合才能做好钡剂灌肠造影检查?**

答: 进行钡剂灌肠造影检查前,您需要服用泻药或清洁灌肠排清大便。准备一套干净衣服带到检查室,以便检查时排泄物弄脏衣服时能及时更换。在检查过程中,由于肠道蜿蜒曲折,您需要听从医护人员的指令不断转动身体,以及不时仰卧或抬高双脚,让整条大肠内壁也沾上钡剂。同时在过程中要收紧肛门肌肉,以防钡剂漏出,整个过程大约30分钟。

☆ **如既要行电子结肠镜检查,又要行钡剂灌肠造影检查,怎么办?**

答:电子结肠镜检查和钡剂灌肠造影检查前均需要进行肠道准备,您应按照护理人员的指导做好肠道准备。检查顺序是先行电子结肠镜检查后再安排时间进行肠道灌钡剂检查,因为肠道灌钡剂后,需要时间排空,如肠道内残留钡剂则会影响电子结肠镜的检查。进行这两项检查时均须带上一套干净衣服,以便于衣服被弄脏时可以随时更换。

专家温馨提示

钡剂灌肠造影检查除了给大肠照 X 光,医生也可透过电脑扫描进行"虚拟肠镜"检查来透视肠道健康情况。

☆ **造口治疗师或临床护士为何在我腹壁上做标记?**

答:这是为您即将做的回肠造口而设定的标记。回肠造口一般位于右下腹部(图 1-10),术前造口治疗师(以造口、伤口、失禁护理为专业的护士)或临床护士会对您腹部情况进行评估,根据您平卧位、站立和坐位等姿势时腹部的情况综合分

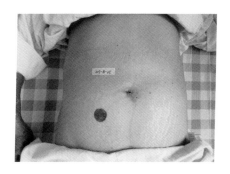

图 1-10 回肠造口术前定位标识

析后在右下腹部选出最佳的回肠造口位置,回肠造口位置选定后会采用手术专用定位笔做出标识,这个位置是以适应您在手术后的日常生活习惯、嗜好、衣着及方便造口袋的粘贴为原则,尽量使您在手术后能恢复手术前的生活方式。

☆ **腹壁画上标记后还能洗澡吗? 一旦腹壁标记模糊该怎么办?**

答:腹壁上的标记是用不褪色的笔描画的,一般不容易褪色,您可放心洗澡,但洗澡过程中注意不要大力擦洗该标记。一旦标记模糊要告诉护士给予重新描画,以免术中医生看不见标识。

☆ **明天手术,今天还可以正常饮食吗?**

答:不可以正常饮食,但可以进食清流质(无渣)饮食,个别患者可能还需另外加服要素饮食(营养素),临床护士会在术前给您进行详细的饮食宣教。为了维持您的能量,术前 1 天和当天接台手术前,护士会根据医嘱给您进行静脉输注营养液。

☆ 为何术前需要口服泻药？如何服用？

答：术前口服泻药是为了对肠道进行清洁,也称为全肠道灌洗法,目的是减少肠道内的粪便,以便顺利进行手术及减少术后感染的机会。目前最为常用的口服泻药是恒康正清和和爽。①恒康正清的服用方法：取恒康正清1盒(内含A、B、C各1小包),将盒内各包药粉一并倒入带有刻度的杯(瓶)中,加温开水至1000ml,搅拌使完全溶解,即可服用。术前肠道清洁准备,用量3000~4000ml,首次服用600~1000ml,以后每隔10~15分钟服1次,每次250ml,直至全部服完。②和爽的服用方法：取和爽1袋,倒入带有刻度的量杯中,加温开水(30℃以下)调至2000ml,搅拌至完全溶解即可服用。首次服用约500ml,之后每隔15分钟左右服用250ml,直至全部服完。③服用过程中请来回走动,顺时针轻柔腹部,以便促进肠蠕动。服药后1小时左右开始排便,直至排出清水样便。服药后肠蠕动加快,排便前可能会感到腹胀,如有严重腹胀或不适,可放慢服用速度或暂停服用,并告诉值班护士/主管护士,待症状缓解或消失后再服用。服药后无排便应告知护士,可能需按医嘱改为清洁灌肠。

☆ 为何术前需要进行清洁灌肠？

答：肠道清洁方法既可采用口服泻药,也可采用清洁灌肠进行。清洁灌肠是指将一定容量的液体由肛门经直肠灌入结肠,以帮助患者清洁肠道的方法,从而达到确保手术顺利进行和预防术后感染的目的。选用何种方式护士会根据医嘱来执行并告知患者。临床上一般会采用口服泻药的方式,只是口服泻药无效者才考虑清洁灌肠。

专家温馨提示

接受大肠镜检查前、钡剂灌肠造影检查前和手术前都需要清洁肠道，排清肠内的粪便。检查前和手术前1~2天便要开始避免高纤维食物，如瓜、豆、蔬菜、水果、麦皮等，至检查当天则只可进食流质食物如粥水、清汤等，并饮用由医生提供的泻药或清洁灌肠，将肠内粪便排清，而检查完毕，一般都可以恢复正常饮食。但手术患者术后何时恢复饮食要根据肠道功能恢复情况而决定。

☆ **暂时性回肠造口回纳前需要做哪些检查？怎么配合才能做好这些检查？**

答：暂时性回肠造口回纳前，往往需要行电子结肠纤维镜检查和肠道灌钡剂检查。目的是检查原来手术的肠道吻合口是否愈合良好或发生其他问题，如手术的接口是否发生狭窄、原来漏口是否完全愈合等。检查顺序是先行电子结肠纤维镜检查后再进行肠道灌钡剂检查，因为肠道灌钡剂后，需要时间排空，而且回肠造口术后粪便不经过大肠排泄，钡剂排空时间非常长，甚至不能自动排出，如果肠道内残留钡剂则会影响电子结肠镜的检查。检查须知与回肠造口手术前的检查是一样的。但值得注意的是，前往检查时除准备一套干净衣服外，还须带上造口护理用品，以便检查完毕及时更换。

☆ **暂时性回肠袢式造口回纳前肠道清洁怎样进行？**

答：回肠袢式造口者，近端肠道和远端肠道一般均需要进行肠道清洁。回肠袢式造口者与非肠造口者的肠道清洁方法是完全不一样的。近端肠道清洁方法采用全肠道清洗法，即口服泻药，口服泻药后粪便从近端开口排出至造口袋内，因此服药后要观察排泄情况，并及时排空，同时注意是否发生头晕、口干等不适症状。远端肠道清洁方法通常有两种，第一种方法是按传统的灌肠方式，患者取左侧卧位将肛管由肛门插入并灌入灌洗液；第二种方法患者一般是坐在座厕上进行，从回肠造口的远端灌入灌洗液（图 1-11）。两种灌洗方式的患者灌洗后均从肛门排便。选择哪种灌洗方法，医护人员会根据您的肠道情况、体质情况等综合分析后做出决定并告知您。

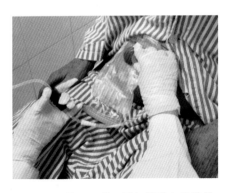

图 1-11　从回肠造口的远端灌入灌洗液

☆ 临时性回肠袢式造口患者钡灌肠检查应注意哪些问题？

答：①检查前，患者需要服用泻药或清洁灌肠，排清大便。但应留意有些检查部位和目的，如单纯检查远端肠道原来吻合口的情况，则不需要更改饮食和口服泻药，仅仅对回肠造口的远端肠道进行清洁灌肠就行。同时前往检查时,请清洁干净造口袋,必要时更换新的造口袋,并携带 1 套新的造口袋以便检查后更换。②检查时,护士先将配制好的钡剂倒入灌肠袋内,排气后,灌入钡剂可能从肛门灌入,但也可能从回肠造口远端开口灌入,如采用后者进行时,操作护士会将连接的圆锥头(肛管 + 圆头奶嘴)从回肠祥式造口的远端开口插入肠内(操作护士很难肉眼判断近端开口和远端开口,患者应主动告诉护士粪便是从回肠祥式造口的哪个开口排出来的,这样护士就能正确做出判断),开放开关将钡剂灌入肠腔内。③检查过程中,患者需听从医生的吩咐打开或关闭灌钡剂的开关。从回肠造口远端开口灌入的患者需要自行用另一只手按压圆锥头(必要时请家属协助),以防钡剂漏出,整个过程约需 30 分钟。④检查后,如有排便感,请到厕所排泄就行,排泄物为白色的液体。从回肠造口远端开口灌入患者检查时需将造口袋剪了小切口,检查后最好更换新的造口袋。如从肛门灌入钡剂,检查完毕可能会有钡剂从回肠造口的远端开口排出至造口袋内,这是正常现象。

第四节　回肠造口的功能

☆ 为何行了回肠造口手术,我的肛门仍然存在?

答: 行回肠造口手术时,如果不能或不需要将直肠及肛门切除时,您的肛门仍然会存在。

☆ 我能控制从回肠造口排出的粪便吗?

答: 回肠造口是缝合于腹壁上的,无神经组织,无痛觉的肠段。由于回肠造口无括约肌及其神经感应器,所以您不能感知便意,并进行忍耐。即不能通过自己的意志控制排便这一生理过程。

☆ 回肠造口排出的粪便性状与手术前一样吗?

答:不一样。正常人粪便一般是成形的,而回肠造口排泄物多是水样或糊状粪便,其中可见能到有些尚未被消化的食物。

☆ 回肠造口手术会影响食物的消化吸收吗?

答:回肠造口手术后会对食物的消化吸收有一定影响。行回肠造口手术后,患者摄入的食物未经过结肠吸收便被排出,而结肠是水分吸收的重要部分。所以回肠造口患者需要多喝水,同时避免吃油腻或易令肠道过敏的食物,以免腹泻。

☆ 回肠造口手术会影响口服药物的吸收吗?

答:回肠造口手术后可能会影响某些口服药物的吸收。回肠造口手术后肠内容物,包括药物在胃肠道内停留时间较短,固体状的药物,尤其是缓释、控释药物可能会在还没有完全释放有效成分之前就被排出体外,影响药效。所以,必须在医生为您开具药物处方之前告知医生自己是回肠造口者,并咨询医生是否存在这方面的可能。

☆ 暂时性回肠造口关闭术后,我的排便会恢复正常吗?

答:暂时性回肠造口关闭术后一般3~5天就恢复从肛门

排便,如术后发生腹痛、腹胀且无肛门排气、排便等症状应及时告知主管医生。同时早期排便可能会比较频密,但随着时间的推移和饮食结构的正常化后,您的排便频率会逐渐有所改善。

第一节 造口袋的选择

☆ 回肠造口袋的种类有哪些?

答:目前国内可购买到的回肠造口袋有一件式开口造口袋(图2-1)和两件式开口造口袋(图2-2)两种。这两种类型的造口袋依据制作材料可分为透明和不透明造口袋;依据造口底盘边缘是否带有胶带粘边分为粘贴胶带边缘和无粘贴胶带边缘的造口袋;依据底盘的形状分为平面造口袋(图2-1和图2-2)和凸面造口袋(图2-3和图2-4);依据造口底盘是否需裁剪分为预留孔径、非预留孔径和可塑型造口底盘3种类型。

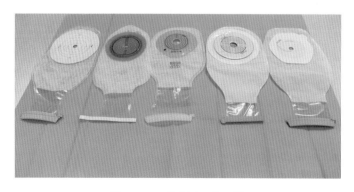

图2-1 一件式开口造口袋

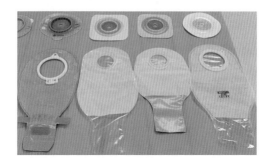

图 2-2   两件式开口造口袋

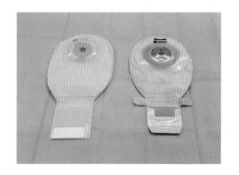

图 2-3   一件式凸面开口造口袋

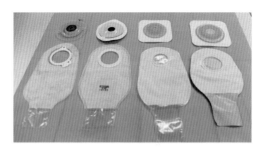

图 2-4   两件式凸面开口造口袋

预留孔径造口底盘的开口设置一定的大小,如22cm、25cm、28cm、32cm、36cm等,适合回肠造口为圆形的患者,患者可根据回肠造口的大小选择合适的预留孔径底盘,造口底盘不需使用剪刀进行裁剪;非预留孔径造口底盘是指底盘无预留孔径或预留的孔径仅0.5cm左右,需根据回肠造口的形状进行裁剪;可塑型造口底盘根据肠造口的大小和形状进行塑型,不需要剪刀来裁剪造口底盘。

☆ 一件式开口袋和两件式开口袋有何区别?

答:①两者相同之处是造口袋的底端都有开口且可折起,折起后使用便袋夹、便袋粘贴条或橡皮筋密闭;排空造口袋时,将便袋夹或便袋粘贴条或橡皮筋移除即可。②两者不同之处是一件式造口袋的造口袋和底盘粘连在一起不可分离,但较为轻便,对患者手的灵活性要求不高,因为它不需要匹配底盘和造口袋,使用时直接将造口袋贴于腹壁,操作较为简便,价格比两件式的稍便宜,但粘贴后不可随意改变造口袋袋口的方向,更换时要把整个袋子连同底盘一起揭除,一旦揭除不能再重复使用;两件式造口袋的造口袋和底盘完全分离,底盘粘贴于腹壁后再套上造口袋,可随意变换造口袋袋口的方向,且造口袋可随时撤下进行清洗和更换,清洗干净晾干后可重复使用。两件式开口袋的型号必须与造口底盘匹配。

☆ 选择造口袋时应考虑哪些情况?

答:选择造口袋时应考虑:①回肠造口的大小:回肠造口的形状有圆形、椭圆形。有些造口袋底盘都设置有固定大小的孔径,是不可以随意剪裁的,但有些造口袋底盘没有设置固定大小的孔径或设置的孔径很小,可随回肠造口的大小和形状进行裁剪;②造口袋是否容易粘贴和揭除;③粘贴后是否舒适:造口袋不宜过重、过大及妨碍日常生活;④是否刺激皮肤或导致过敏:这是很重要的,如造口袋对皮肤产生刺激或导致过敏,便不应采用;⑤是否泄漏气味:如佩戴的造口袋无缝隙,24小时内也不会觉得有异味排出,这就算不泄漏气味;⑥价格是否合理:价格的高低并不一定反映造口袋质量优劣,即使较昂贵的造口袋亦不一定有良好的效果。

一个适合自己的造口袋应该是价钱合理、用法方便、不会导致皮肤过敏、无泄漏气味,这样便应该是合适了。试用某种造口袋时不宜购买过多,避免不适用时难以退货而浪费,同时经过小心选择,决定采用一种适合自己的造口袋后,一般不宜无故改用其他种类或牌子。

专家温馨提示

中国大陆目前销售造口产品的公司有多家,且每家都有不同种类的造口袋,并且价格都参差不一。造口产品不是越贵越好,对回肠造口患者来说最主要是适合自己的才是最好的哦。

☆ **我该选择怎样的造口袋?**

答:回肠造口术后早期,您的粪便多呈水样,此时宜选择一件式或两件式泌尿造口袋并连接床边尿袋(图2-5),以便准确记录从回肠造口排出的粪水量,医生会根据您的回肠造口排出量来调整补液量;随着正常饮食的恢复和肠道的适应,大便逐渐成糊状时,此时可改为一件式或两件式开口造口袋(图2-6,图2-7)。

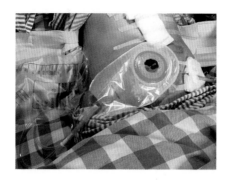

图 2-5　泌尿造口袋连接床边尿袋收集回肠造口排泄物

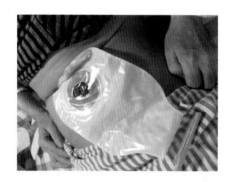

图 2-6　一件式开口袋收集回肠造口排泄物

如出现腹泻,回肠造口排出量多且水样便时,既可选择泌尿造口袋连接床边尿袋,也可选择开口袋,但选择开口袋时需要排放粪便的次数多,可能会影响到您的休息。选择泌尿造口袋时连接口容易堵塞,须注意观察。如您的回肠造口周围存在凹陷时宜选择凸面造口袋。造口治疗师或临床护士会根据您的情况给予建议,请在他们的指导下选择自己喜欢、合适的造

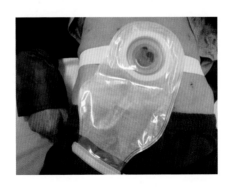

图 2-7   两件式开口袋收集回肠造口排泄物

口护理用品。

☆ **回肠造口患者可以选择非粘贴型的造口袋吗?**

答:不可以。非粘贴型的造口袋孔径大且无黏性(图 2-8),无法根据回肠造口的形状进行裁剪。而回肠造口排出含有消化酶的强碱性水样或糊状便,如使用非粘贴型的造口袋无法

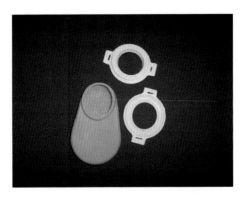

图 2-8   非粘贴型造口袋

将回肠造口的粪便很好收集,回肠造口周围皮肤会经常受到粪便的刺激而发生损伤,同时粪便也容易弄脏衣物,并且粪便的臭味泄漏也会影响到您和周围的朋友。而且,非粘贴型造口袋容易活动而存在创伤肠造口黏膜的风险。

第二节　造口袋的清洁

☆ 佩戴着的造口袋如何清洁?

答:造口袋的清洁可在每次排放完造口袋里的粪便后进行,也可在您方便时进行。如您佩戴的是两件式造口袋,清洁方法:①可将造口袋分离后马上套换上一个干净的造口袋,更换下来的两件式造口袋清洗晾干待用。②不需分离造口袋,先将造口袋的开口打开(移除造口袋的便袋夹或便袋粘贴条),将粪便排进厕所内或胶袋(垃圾袋)内,使用纸巾擦洗干净造口袋就行。佩戴着的造口袋一般不建议冲洗。如一定冲洗可将水由袋口倒进袋内或采用造口袋专用冲洗器伸入造口袋内反复清洗干净后,用纸巾抹干袋口,再关闭造口袋的开口即可。冲洗造口袋时,避免水量过大,同时避免冲洗到回肠造口,因为这样可能降低造口底盘的黏性导致渗漏,同时不要使用热水,因为它会破坏袋子的防臭功能且容易损伤回肠造口的黏膜。③如您佩戴的是一件式开口袋,可按方法②进行清洁。④一些患者可以通过改良或购买特殊的花洒来方便对造口袋的清洁(图 2-9)。但值得注意的是反复用水清洗造口袋会降低造口袋的防臭功能。造口袋内黏附着的排泄物采用擦拭方式进行清洁为宜。

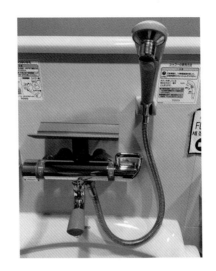

图 2-9　方便肠造口患者清洁造口袋的花洒

☆ **佩戴过的两件式开口造口袋如何清洗?**

答:更换下来的两件式开口袋,先排放造口袋里的粪便并使用自来水初步冲洗干净,然后将造口袋放入清洗盆里,放入少量的洗衣液或洗洁精加自来水浸泡 20~30 分钟后,用抹布或纸巾清洁造口袋,晾干待用。清洗过程中注意避免使用碱性清洗剂,如洗衣粉或肥皂来清洁,避免揉搓造口袋,避免将造口袋暴晒于太阳底下,因造口袋的塑胶遇热会溶解变得硬化,而影响造口袋的质量。

☆ **佩戴过的造口袋可以重复使用吗?**

答:一件式造口袋或两件式造口底盘移除后不能再重复

使用,因为使用过的造口底盘黏性会降低,无法再稳妥粘贴。两件式造口袋的造口袋可清洗干净晾干后再重复使用,直至陈旧或破烂才弃置。

专家温馨提示

　　造口袋代替了直肠暂时储存粪便的功能,佩戴着的造口袋做好及时排放粪便就行,一般是不需要清洗的,因为造口袋内收集到的粪便是不会引起肠道感染的。但佩戴两件式造口袋需交替更换使用时,更换下来备用的造口袋就需要做好清洗了。

第三节　造口护理附属产品及使用方法

☆ 造口护理附属产品有哪些?

　　答:为适应回肠造口以及回肠造口患者的需求,制造商生产了多种造口护理附属产品。但在日常回肠造口护理中,应以使用最少的造口护理附属产品为佳。目前国内常见的造口护理附属产品有以下几种类型。①第一类是为有问题皮肤而设的用品:常见的是皮肤保护粉(图2-10,图2-11)和皮肤保护膜,包括片状皮肤保护膜(图2-12)和喷剂皮肤保护膜(图2-13)。②第二类是使造口袋粘贴得更稳妥的胶贴及用品:防漏膏(图2-14)、防漏条(图2-15)、皮肤保护胶(图2-16)、造口腰带(图2-17)、造口弹力腹带(图2-18)。③第三类是裁剪造口底盘的工具:剪刀(图2-19)。④第四类是密闭造口袋开口的用品:便

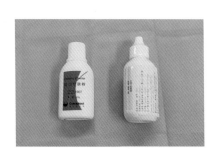

图 2-10 皮肤保护粉

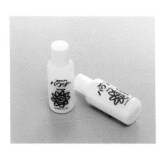

图 2-11 皮肤保护粉

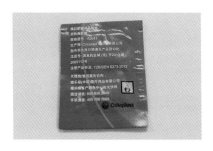

图 2-12 片状皮肤保护膜

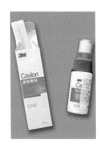

图 2-13 喷剂皮肤保护膜

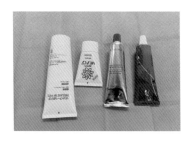

图 2-14 防漏膏

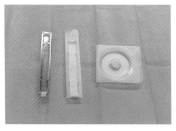

图 2-15 防漏条

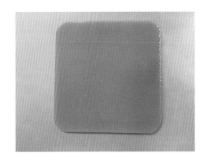

图 2-16 皮肤保护胶

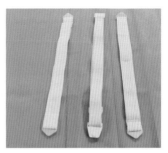

图 2-17 造口腰带

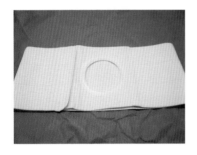

图 2-18 造口弹力腹带

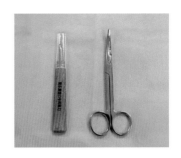

图 2-19 剪刀

袋夹和便袋粘贴条(图2-20)。⑤第五类是清除黏着物的清除剂:剥离剂(图2-21)。⑥第六类是清洁造口袋的工具:便袋冲洗器(图2-22)。

☆ 造口护理附属产品有何作用?

答:①皮肤保护粉:可消除肠造口周围皮肤发红、瘙痒等症状,促进皮炎及浅表皮损愈合。如回肠造口周围皮肤出现红、痒等症状时喷撒少许皮肤保护粉能降低或消除症状。②皮肤保护膜:有含酒精和不含酒精两类,主要成分为异丙醇,可保

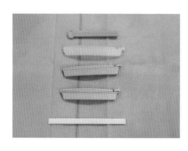

图 2-20　便袋夹和便袋粘贴条

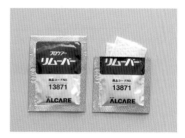

图 2-21　剥离剂

护回肠造口周围皮肤,阻隔分泌物、黏胶对回肠造口周围皮肤造成刺激。当回肠造口周围皮肤有破损时,只能使用不含酒精的皮肤保护膜。使用时涂或喷撒在易受损皮肤上,待干后便形成一层薄胶,保护皮肤表面。③皮肤防漏膏、防

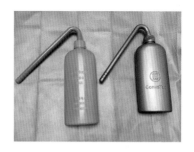

图 2-22　便袋冲洗器

漏条和皮肤保护胶:涂于或贴于皮肤的凹陷处或褶痕上,使皮肤表面平坦,易于贴上造口袋,防止渗漏。④造口腰带:扣合于造口底盘或造口袋的耳环上起到固定作用,使造口底盘更好与皮肤黏合,延长造口袋使用寿命。⑤造口弹力腹带:患者佩戴在回肠造口的腹部上起到加固造口袋的承重和预防造口旁疝等并发症发生的作用。⑥剪刀:用于裁剪造口底盘的开口。⑦便袋夹/便袋粘贴条:能夹闭造口袋开口,防止泄漏。⑧剥离剂:可以有效清除粘在皮肤上的残留护肤胶,尤其适用于皮肤容易受损者,减少因反复清洁擦拭导致的皮肤损伤。⑨便袋冲洗器:能方便佩戴着开口袋的患者对造口袋进行清洁。

☆ 我需要使用造口护理附属产品吗?

答: 您的回肠造口排泄物含有消化酶,一旦渗漏对皮肤刺激大,容易发生皮肤问题。以上附属产品均有可能使用。请在专业医护人员的指导下选购和使用。

☆ 使用造口护理附属产品时需注意哪些问题?

答: 使用造口护理附属产品时应注意:①皮肤保护粉:在回肠造口周围皮肤喷撒皮肤保护粉后,使用柔软的纸巾将未固定的粉末抹走,否则将影响造口底盘粘贴的稳固性;皮肤保护粉仅用于已有皮肤刺激症状的患者,而不用于预防症状,症状好转后要马上停用,记住"过犹不及"。②皮肤保护膜喷剂(液体):喷撒前须确保被喷撒的区域皮肤干爽,喷撒时皱褶处宜用手掰开,喷撒后等待约30秒,即等成形的膜干固后再松手。如需喷撒多层,一定要确保在上一层干燥后才再喷下一层。③皮肤保护膜外涂剂(片状):撕开保护纸,取出皮肤保护膜。在需要保护的皮肤上均匀涂抹,待干后再粘贴造口袋。如需涂抹多层,一定要确保在上一层干燥后才再涂下一层。该产品因含有酒精成分不能用在已受损皮肤上。④皮肤防漏膏:仅在造口底盘开口边缘涂上薄薄一层即可(图 2-23),可

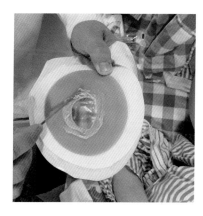

图 2-23　造口底盘开口边缘涂上防漏膏

借助于牙签或示指(手指先蘸水,以免防漏膏蘸在手指上难以清洁)将防漏膏涂均匀;也可在两件式造口底盘粘贴前在回肠造口周围涂抹一圈(图2-24)。防漏膏不是使用越多越好,特别是回肠造口高度相对较低者,使用过多的

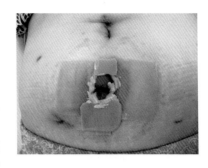

图2-24 回肠造口周围涂抹一圈防漏膏

防漏膏会抬高造口袋而使肠造口相对内陷,增加渗漏风险,每次使用后及时抹干净外溢瓶口膏剂并拧紧瓶盖,防止干固影响使用。如产品含有酒精成分,不可用于对酒精成分过敏、皮肤表面有伤口、湿疹的皮肤上。⑤剥离剂:主要成分是桔子油,不宜长期使用,使用后需要用清水清洗干净,否则影响造口底盘粘贴的稳固性。⑥造口腰带:固定时最宜选择平躺的姿势,把腰带勾在底盘或造口袋上。腰带的松紧要适度,过紧会压迫皮肤造成皮肤发红和不适,过松会影响使用效果。一般以在腰带垂直方向可插入两根手指为标准松紧度。注意需将腰带的卡扣朝外扣于造口底盘上。⑦便袋夹:不同厂家的便袋夹的使用方法可能会有不同,夹闭后注意检查是否完全扣紧。

☆ 佩戴造口弹力腹带应注意哪些问题?

答:佩戴造口弹力腹带时应注意:①患者平躺休息,腹肌松弛。肠造口脱垂和旁疝者使用前,先让脱垂或造口旁疝疝出的肠管通过手法回纳,不能回纳者禁止使用。②把造口袋从腹带的开口处拖出来。③把造口袋完整脱出使腹带从开口

处压住造口底盘。④两边用力拉一下,使腹带确保固定在腹部上(图2-25)。

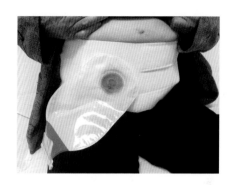

图2-25 回肠造口患者佩戴造口弹力腹带

☆ **造口腰带和造口弹力腹带弹性丧失了还可使用吗?**

答:佩戴的造口腰带和造口弹力腹带要确保清洁、功能完好、有弹性是至关重要的。如果造口腰带和造口弹力腹带的弹性完全丧失就不能再使用了,因为没有了弹性,佩戴会不舒适,固定效果差。最好购买2条造口腰带或造口弹力腹带交替更换使用,保持清洁。一些使用造口腰带的患者也喜欢利用废弃的造口腰带扣子,自己购买宽边橡皮筋来自行制作造口腰带,这是可行且非常节省的做法。

第四节 造口护理产品的获取及储存

☆ **如何购买造口产品?**

答:目前购买造口护理用品的途径主要有:①住院期间

由造口治疗师或管床护士提供,费用直接纳入住院产生的费用中。②非住院患者:方法一是从医院的造口治疗师门诊购买;方法二是从医院旁的医疗生活用品店购买;方法三是从各厂家的销售点购买;方法四是自行网上购买。目前大部分的造口袋可使用医保卡或公费医疗卡购买。造口护理附属产品多数是自费,个别医院的造口治疗师门诊可购买。购买和使用时均要关注产品生产日期和使用有效期,检查两件式造口袋的造口底盘与造口袋是否匹配等。

☆ 造口护理用品应该如何保存?

答:造口护理用品如保管不好将影响造口底盘的黏性和造口袋胶纸的质量。正确的储存方法是:①储存于干爽的地方;②不能放在受热(如车尾箱)或潮湿的环境(如洗澡房)中保存;③不能在阳光直射下保存;④不能放在冰箱等低温设施内保存;⑤严禁重物压迫造口护理用品;⑥不宜大批量购买长期存放。

☆ 造口护理产品使用有效期有标识吗? 间隔多长时间需购买一次?

答:造口护理产品使用有有效期,在外包装上有标识。超过有效期,造口护理产品的性能会下降。因此,使用前需检查有效期。同时造口护理产品不可囤积过多以免浪费。造口护理产品的购买间隔时间因人而异,一般预算使用量不够1个月时就要添置。

专家温馨提示

随着手术后的时间,回肠造口患者的体型可能会发生改变。一旦体型发生改变原来使用的造口产品型号也许不适合再使用而需要更改。因此,每次购买产品时不能一次性购买过多哦。

第三章 回肠造口护理须知

第一节 回肠造口排泄物的管理

☆ 如何收集从回肠造口排出的粪便?

答: 回肠造口本身没有控制排泄的功能,为有效收集回肠造口的排泄物,您必须佩戴合适的造口袋。其实,造口袋不仅仅是收集排泄物的袋子,也具有代用脏器(直肠或肛门)的任务。造口袋储存排泄物过程中,如您感受到一定的重量时,就代表新的便意,排出口的开闭,就相当于排泄行为。

☆ 何时需要排空造口袋?

答: 当造口袋接近 1/3 最多不超过 1/2 满时就要排空。排空造口袋的频率取决于肠造口的位置。粪便在胃肠道内通过的距离越远,吸收的水分越多,粪便就会越成形。您是行回肠造口术,术后 2 周内往往排水样便,量多,一般每 2~4 小时至少需排空 1 次,夜晚设置闹钟 4~5 小时起床排放粪便 1 次较为合适。之后大便会变得稠密且黏稠,每天约需要排空 6~8 次。睡前 2 小时避免饮用液体有助于减少夜间排放次数。造口袋及时排空可以防止衣服下的造口袋显现出来,并且防止因造口袋过满重力过大而导致渗漏,甚至造口袋发生脱落。

☆ 如何排放造口袋里的粪便?

答:造口袋内排泄物的排空步骤:①体位:您可坐在座厕上或座厕旁边,或者站立在座厕旁。卧床时可在床上由家属或护理人员协助您排放;②露出造口袋:将衣服分开或卷起用夹子夹紧;③打开便袋夹或便袋粘贴条;④排放:将粪便排进厕所内或胶袋(垃圾袋)内,用手指从造口袋的上端向下挤压,使所有的粪便均能排空;⑤使用纸巾清洁造口袋的开口;⑥造口袋的开口再使用便袋夹或便袋粘贴条密闭。

☆ 哪种姿势排空造口袋最合适?

答:不管您选择什么样的体位排空造口袋,是坐着还是站着,应该是舒适的。一些人喜欢坐在座厕上,从两腿之间排空袋子;而一些人更喜欢站着、面对着厕所排空;还有一些人在家时坐在椅子上正对着座厕来排空。因此,取哪种姿势排空造口袋是因人而异的,需要您自己摸索体会。

☆ 为何我的造口袋内会胀满气体? 怎么办?

答:回肠造口也像肛门一样,会排出气体。食物经消化系统消化吸收过程中,咽下的空气以及因食物在肠道菌群作用下发生酵解产生的大量气体,由回肠造口排入造口袋,致造口袋内胀满气体。气体排出量因人而异。当气体从回肠造口排出后,造口袋会胀鼓起来,当您粘贴的回肠造口袋里胀满气体时,需将便袋夹或便袋粘贴条开放,将气体排出。操作步骤:①将便袋夹打开或便袋粘贴条松开;②一手握着袋尾,另一手从造口袋的上端向下推至袋尾将袋内气体排出;③再将造口袋的开口使用便袋夹或便袋粘贴条关闭。

专家温馨提示

造口袋是粘贴于肠造口周围的皮肤上的,承受的力度有限,造口袋收集粪便过满重力大容易造成造口袋脱落。因此,造口袋收集到 1/3 满最多 1/2 满时就要排放啦。而造口袋内的气体收集过满不及时排放时,气体产生压力会从造口底盘渗漏出来而影响造口袋粘贴的稳妥性。一旦闻到粪臭气味,意味着您的造口袋密闭性能已经受到破坏了。

第二节 造口袋的更换

☆ 什么时间更换造口袋较为合适?

答:更换造口袋的最佳时间是早晨起床后还没有进食前。饭后 2~3 小时内,肠蠕动活跃,更换造口袋时可能会出现排便的现象,因此在这时间段不宜更换造口袋。

☆ 更换造口袋前应准备哪些物品?

答:更换造口袋前应准备的必需物品包括带厘米标识的尺子或测量圈、垃圾袋、清水、抽纸 / 卷纸、擦手纸 / 湿纸巾(最宜使用失禁皮肤清洁专用的纸巾,如成人洁肤巾)、造口袋一套(一件式或两件式)、部分造口护理辅助产品(如剪刀、便袋夹等)。必要时准备垫单、屏风、伤口敷料等。

☆ 怎样更换造口袋?

答:①先将佩戴着的旧的造口底盘 / 一件式造口袋揭除

(图 3-1);②用清水清洗干净回肠造口及其周围皮肤(图 3-2),并使用柔软纸巾抹干周围皮肤(图 3-3);③按回肠造口的形状及大小裁剪新的造口底盘(图 3-4 和图 3-5);④抚滑造口底盘内圈后将底盘的胶纸撕除,把造口底盘／一件式造口袋贴上并夹闭造口袋开口即可(图 3-6、图 3-7 和图 3-8)。如是两件式造口袋,最后套上造口袋。

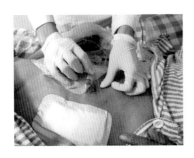

图 3-1 揭除造口袋

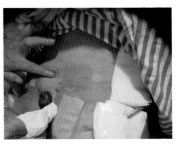

图 3-2 清洁回肠造口周围皮肤

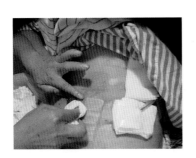

图 3-3 抹干回肠造口周围皮肤

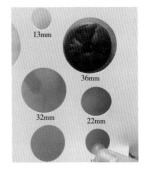

图 3-4 测量回肠造口的大小

☆ 揭除造口底盘会损伤皮肤吗?

答:按照造口治疗师或临床护士教给您的方法进行正确

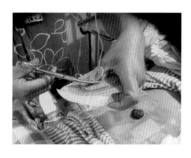

图 3-5　裁剪造口底盘

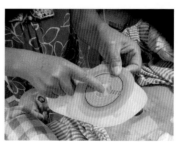

图 3-6　抚滑造口底盘内圈

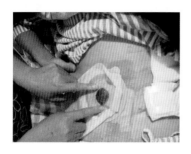

图 3-7　粘贴造口袋并抚平底盘

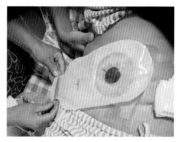

图 3-8　便袋夹夹闭造口袋开口

的揭除一般是不会导致皮肤损伤的。揭除造口底盘时注意动作轻柔、由上而下,宜一只手按压皮肤,另一只手逐渐将造口底盘揭除(图 3-1)。

☆ **揭除下来的造口底盘/一件式造口袋可否立刻弃置?**

答:揭除下来的造口底盘/一件式造口袋不要立刻丢弃,先要检查造口底盘的黏胶是否被腐蚀,造口底盘上是否沾有粪便。如发现这些情况您需要增加造口底盘/一件式造口袋的更换频率或者考虑调整现有造口底盘的类型。

☆ 如何弃置使用过的造口袋?

答: ①最好将更换下来旧的造口底盘/造口袋用胶袋包扎妥当后才弃之垃圾桶内;②若大便含水分多,应先将排泄物倒入厕所后再用胶袋包扎。③不能将使用过的造口底盘/造口袋直接丢入厕所内冲走,因为造口底盘/造口袋的成分并非水溶性材料,以免堵塞厕所。

☆ 如何清洁回肠造口及其周围皮肤?

答: 使用柔软的纸巾(搓软)或湿纸巾(最宜是具有清洁、润肤、保护3合一作用的成人洁肤巾)抹去回肠造口及其周围皮肤上残留的排泄物,然后使用擦手纸/纸巾(清水弄湿)或成人洁肤巾擦拭回肠造口周围皮肤,抹洗顺序应由外到内,动作轻柔,以清洗干净为宜。清洁也可以选择在沐浴时进行,直接用花洒冲洗干净回肠造口及其周围皮肤。沐浴时可使用沐浴露或温和的肥皂如婴儿用肥皂来进行清洁,但含有太多香料或消毒剂的肥皂不宜使用。同时注意必须将回肠造口周围皮肤残留的黏胶或防漏膏等清洗干净,否则将导致新的底盘无法与皮肤完全粘贴稳妥。

☆ 回肠造口及其周围皮肤需要使用消毒液消毒吗?

答: 回肠造口周围皮肤不需要使用消毒药液来消毒,只要用擦手纸/柔韧的纸巾(清水弄湿)或成人洁肤巾来清洗保持清洁即可。大多数消毒药水会使回肠造口周围皮肤过于干燥而容易受损,再者回肠造口本身是排放粪便的通道,不需要消毒来保持无菌。

☆ **更换造口袋时我怎样才能看清楚回肠造口及其周围皮肤？**

答: 自己更换造口袋时宜选择站立位或坐位进行，将衣服拉起并用夹子夹紧，充分暴露回肠造口，如这样的姿势还看不清楚回肠造口及其周围皮肤，宜借助镜子来帮助。

☆ **更换造口袋期间大便涌出，怎么办？**

答: 术后早期排泄物较多且多为水样便，回肠造口无控制功能，因此更换造口袋前宜做好保护措施，如垫上垫单保护衣物，除准备更换造口袋的物品和吸收性较强的纸巾或柔软的毛巾以便随时吸收从回肠造口涌出的排泄物外，必要时准备碗或盆等器具来接收排泄物。更换造口袋期间随时注意排泄物的排出，一旦粪便从回肠造口涌出，立刻使用准备好的纸巾、毛巾或碗、盆等接收。如有人协助可将柔软的纸巾卷成柱状轻轻堵住回肠造口吸收粪液。

☆ **为何粘贴新的造口底盘 / 一件式造口袋前需要确保回肠造口周围的皮肤干爽？**

答: 造口底盘具有一定的吸收性能，一旦吸收饱和底盘就容易脱落。如回肠造口周围的皮肤不干爽，粘贴上去的底盘很快就将皮肤上残留的水分吸收饱而脱落。因此粘贴新的造口底盘 / 一件式造口袋前需要保持肠造口周围皮肤清洁干爽。

☆ **粘贴造口袋前需要敞开 1~2 小时让皮肤有休息期吗？**

答: 不需要，因为回肠造口无控制能力，排泄物随时可能排出而刺激回肠造口周围皮肤并弄脏衣物。现代造口袋粘贴后能很好收集排泄物,而且底盘的材料对皮肤具有亲和性能,一般不会刺激皮肤,清洗干净抹干回肠造口周围皮肤后宜立即粘贴新的造口袋,不需敞开 1~2 小时让皮肤有休息期。

☆ **术后初期更换造口袋为何需要测量回肠造口的大小?**

答:术后回肠造口会有不同程度的水肿,一般 6~8 周内会逐渐消退。这期间可能每次更换造口袋时,您会发现回肠造口的大小都不一样,这时需要重新测量回肠造口的大小后再裁剪造口底盘,请勿提前一次性裁剪多个造口底盘 / 一件式造口袋备用。

专家温馨提示

肠造口患者需要依照肠造口的形状或大小的改变,裁剪出一个合适的造口袋,以真正做到密不透风。造口袋的底盘上一般都设计有刻度,方便肠造口患者根据肠造口的大小裁剪适合的接口。

☆ **如何测量回肠造口的大小?**

答:回肠造口护理的关键在于皮肤保护。可以使用测量圈等工具来辅助测量后再裁剪,目标是尽可能多地覆盖回肠造口周围皮肤,底盘不能粘贴在回肠造口的黏膜上。如回肠造口是圆形的,您可以直接使用造口袋里配备的测量圈来比划(图 3-9)。如是椭圆形或不规则形的,出院后第一次自行更换造口袋时,您可根据出院时护士给您留下的纸样进行测量,之后每次将前次的纸样留下作为样尺,如样尺过大,裁剪时需适当缩小剪裁的范围,当然也可自行采用描图的方式来测量回肠造口的大小。

☆ 怎样才能避免将一件式的造口袋剪破?

答:剪裁一件式造口袋前将造口袋一面拉起(图3-10)或在造口袋内放置一张折叠的纸巾,就不容易剪破造口袋。同时应注意造口底盘最大可裁剪的范围,剪裁时切勿超过造口底盘最大可裁剪口径。

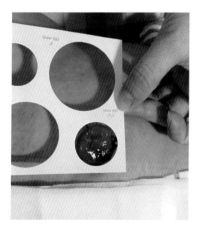

图 3-9　测量圈测量回肠造口的大小

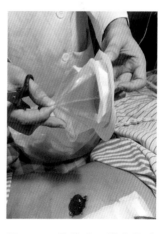

图 3-10　剪裁造口袋前将造口袋一面拉起

☆ 粘贴造口底盘或一件式造口袋时应注意哪些问题?

答:①粘贴造口底盘或一件式造口袋前,应再次确认回肠造口周围的皮肤是否干爽。②注意手不要接触造口底盘的粘贴面,以免影响造口底盘的黏性。③注意拉平腹部表面的皱褶才粘贴底盘。④尽量使粘贴于肠造口周围皮肤上的造口底盘/一件式造口袋不会产生皱叠,以免增加渗漏机会。⑤粘贴后立即使用手指由内向外绕圈均匀按压造口底盘,以便使造口底盘与皮肤贴服得更好(图3-7)。⑥回肠袢式造口,粘贴造口底盘或一件式造口袋时宜先套入排出粪便的一端,以防粪便流出。

☆ **造口袋的开口如何密封?**

答:造口袋的开口可选用便袋夹(图3-11)、便袋粘贴条或橡皮筋等来密封(图3-12)。①使用便袋夹时,将袋口上卷并夹起,夹的过程中要按住提口,以便扣紧夹子,夹完后检查夹子是否已扣紧,注意夹子的曲面朝向须符合身体体形;②使用便袋粘贴条密封时,将粘贴条的胶纸撕除后粘贴在袋口的底面上,随后将便袋开口尾端连同粘贴条向下、向上反折,最后将便袋粘贴条的两端向内按压固定将造口袋的开口完全密

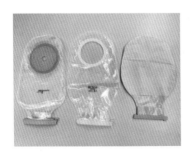

图 3-11　便带夹的正确夹闭

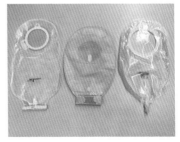

图 3-12　便袋粘贴条和橡皮筋的正确夹闭

闭。注意卷紧便袋粘贴条防止漏液,操作过程中请勿用力拉扯造口袋,以免造成造口袋松脱,同时注意便袋粘贴条按压固定的散边必须朝上,避免刺激皮肤;③使用橡皮筋固定时,将造口袋开口反折 2 次,再以折扇形状折叠,然后用橡皮筋扎紧。

☆ 佩戴着的造口底盘 / 一件式造口袋应该多久更换?

答:不同造口产品的黏合性和耐久性不同。一般宜 3~5 天更换 1 次或者根据您的皮肤舒适度而定。不必要的更换或佩戴时间过长都可能会对皮肤造成损伤。一般底盘上出现从回肠造口的边缘开始向外有约 1cm 左右的溶解时,便是更换的时机。比如粘贴后第 5 天更换造口袋时发现有 1.5cm 的底盘已经溶解的话,下次应在 4 天更换造口袋。佩戴造口袋几个月后,大多数人就会了解造口袋的佩戴时间。一旦发生渗漏应及时更换而不要为了延长造口袋的使用时间而应用胶布粘贴底盘周围。

☆ 为何每次更换造口袋时要对回肠造口及其周围皮肤进行检查? 检查的主要内容是什么?

答:回肠造口是因治疗的需要人为缝合在腹壁上的,回肠造口无神经支配,一旦受损,患者不一定能感觉到。回肠造口周围皮肤如受到粪便的刺激很容易发生皮炎、增生等并发症,因此每次更换造口袋时要对回肠造口及其周围皮肤进行检查。主要检查肠造口的高度是否较之前长或短(脱出或回缩)、回肠造口黏膜是否糜烂、缝线是否残留、肠造口周围皮肤是否沾有大便、发红、破损等。

☆ 佩戴着的造口底盘／一件式造口袋频频渗漏,怎么办?

答: 正常情况下,粘贴的造口底盘／一件式造口袋在合理更换期间内更换是不会发生渗漏的。一旦粘贴的造口袋频频渗漏,先自我检查裁剪的造口底盘大小是否恰当,如造口底盘是否盖住了部分肠黏膜,如底盘裁剪过小,可重新按照回肠造口的形状和大小来裁剪;更换新的造口底盘／一件式造口袋前回肠造口周围皮肤残留的防漏膏或底盘黏胶是否清除干净,如是此原因只要将回肠造口周围皮肤清洁干净就能缓解;另外还要分析是否因更换了不同型号的造口袋才出现渗漏情况,如是此原因先更换回原来使用的产品,如还不会好转,应回院检查;并注意检查回肠造口周围皮肤是否已经破损,如皮肤已经破损,应及时回院处理。造口袋渗漏的原因有很多,若无法自行解决,应尽快回院就诊。

☆ 术后我能自己护理结回肠造口吗?

答: 大量研究表明,自我护理肠造口的患者,能加快手术后的康复进程,能尽快地回复到以前的生活方式。如果患者能自我护理肠造口,他的自尊就能得以维持,这是患者重新融入社会生活的关键。因此,只要自己身体情况允许,就要自己护理肠造口,不能总是依赖家属的照顾。有时候也许患者只能参与部分肠造口护理,例如造口袋的排放,清洗,这也是很可喜的。回肠造口护理其实很简单,只要你的视力、手的灵活性良好,用心学习,有信心主动去参与护理,很快就能掌握回肠造口护理的方法。手术后,造口治疗师或临床管床护士会根据你术后的恢复情况,逐渐教会您回肠造口护理的整个操作程序。

☆ 什么是 ARC 造口袋更换流程?

答:ARC(即 Apply 佩戴,Remove 揭除,Check 检查)造口袋更换流程(图 3-13),是为了预防和减少肠造口周围皮肤问题的发生建立的一个标准的造口产品更换流程。强调在更换造口袋时,在揭除造口袋后,应快速检查底盘的黏胶层有无腐蚀和底盘覆盖下的皮肤是否正常。合理运用 ARC 流程可以帮助肠造口朋友们掌握正确的造口袋更换频率。

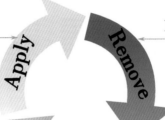

Apply佩戴

正确的产品佩戴将确保造口底盘紧密的粘贴在造口周围, 保护皮肤, 防止排泄物渗漏到皮肤因而引起皮肤浸渍

Remove揭除

正确的移出技巧将确保移除造口产品时不损伤皮肤, 保护造口周围皮肤

Check检查

检查底盘黏胶及黏胶覆盖下的皮肤。底盖黏胶被腐蚀造口周围皮肤上有排泄物或皮肤浸渍, 提示我们需要改变更换的频率

图 3-13　ARC 流程图

第四章 日常生活须知

第一节 饮食须知

☆ 回肠造口术后多久可以进食？

答:回肠造口手术后,当回肠造口有排气、排便,医生检查确认肠道功能恢复后就可以开始恢复饮食。饮食要从流质(如米汤、瘦肉汤)逐渐过渡到半流质(如稀饭),最后恢复普通饮食(正常饮食)。术后1周进食少渣半流质饮食,切忌摄入易引起胀气的食物(如鲜奶、豆浆等);2周左右可进普食,注意补充高热量、高蛋白、低脂、维生素丰富的食品,如豆制品、蛋、鱼类等。注意少食多餐,每次进餐,不要过饱,七八分饱为宜。

☆ 饮食上需要注意哪些问题？

答:术后3周内,宜少食多餐,细嚼慢咽;选择柔软、低纤维、温和的食物,避免生冷水果和蔬菜。身体恢复后逐渐恢复正常饮食,每次只尝试添加一种水果、蔬菜,如果进食这种食物24小时内没有引起排气增加或腹痛,就可以放心食用,如果有则需暂停几周后再尝试。其实,对回肠造口者没有特定的餐单或任何的限制,可以像往常一样地享受食物。有些回肠造口者会对某些食物敏感,原因不在于行了回肠造口手术,只是一直以来患者对这种食物存在敏感反应。要是喜欢吃的话,例如带刺激性的食物:如咖喱、麻辣等,同样可以吃。但必须准备 1~2 个造口袋以便及时更换。事实上,每个人都有不同的饮食习惯,尝试新食物后,宜注意观察,往往需多做尝试,再做适当的食物选择。

☆ 进食时应注意哪些问题?

答:进食时应注意:①避免进食太快而吞入空气;②闭上嘴咀嚼食物;③避免一面进食,一面说话;④避免一次性进食太多食物;⑤定时进食。

☆ 哪些食物容易引起腹泻?

答:腹泻的原因很多,但主要是吃下不清洁的食物及饮品所致。常见容易引起或加重腹泻的食物有含咖啡因的食物及酒精类饮品、熏制的肉类(如香肠、火腿、火鸡肉)、刺激性食物(辣的食物、咖喱)、乳制品(鲜奶、奶酪、冰激凌)、含甜味剂的食物(包括含山梨醇、木糖醇、甘露醇、果糖等添加甜味剂)、高纤维食物、高脂肪食物、产气的食物及饮料等。

☆ 容易腹泻的患者不宜进食哪些水果?

答:容易腹泻的患者不宜进食:①莲雾:莲雾是微碱性水果,可调节人胃肠的酸碱度,由于含有许多水分,在食疗上有解热、利尿、宁心安神的作用。容易腹泻,多尿的人忌食。②草莓:草莓其性属寒凉,体弱虚寒、容易腹泻者应该减少食用量。③梨子:梨性属寒凉,经常腹泻者忌食。④瓜类:如哈密瓜、西瓜、香瓜等,容易腹泻的人忌食。

☆ 哪些食物可帮助改善腹泻症状?

答:如出现腹泻症状,宜进食低纤维、少油炸的食物;宜进食会使大便干结的食物,如苹果酱、白面包、米饭、去皮土豆、意大利面、燕麦等;另外喝含钠、钾高的溶液(如果汁、去油的肉汤等)可补充丧失的水分以及电解质。也可进食少量吸水性强的食物,如三明治面包等。

☆ 为何食用苹果对改善腹泻有帮助? 食用时需注意哪些问题?

答:苹果是众所周知的健康水果,具有健脾胃、止泻、顺气、消食润肠的功效,其所含的膳食纤维能促进肠道蠕动,帮助排便。苹果中果胶具有通便和止泻的双重功效。因此苹果对改善便秘和腹泻都有帮助。虽因苹果含钾而对高血压病人极有助益,但钾会造成肾脏负担,肾病患者应减少食用量,以免症状恶化。糖尿病患者也需注意苹果中的糖分可能造成血糖升高,食用时要仔细计算糖分摄取是否过量。

☆ 回肠造口为何容易被食物堵塞?

答:高纤维难消化食物,如生的蔬菜、果皮、蘑菇、玉米、芹菜、木耳、爆米花和坚果等,大量进食后,这些食物会形成一团,最后卡在小肠里,引起堵塞。

☆ 回肠造口发生食物堵塞时会有哪些症状?

答:如您发生以下症状,应警惕可能发生食物堵塞了。①经常出现喷射状水样便。这可能是因为您的小肠从身体吸取水分希望清除堵塞。②肿胀感或痉挛感、大便有恶臭味、回肠造口可发生水肿。③如堵塞继续,大便将完全停止,腹痛增加,并导致恶心和呕吐。若出现这类症状,说明病情已较严重。

☆ 回肠造口发生食物堵塞时怎么办?

答:一旦发生食物堵塞症状,应采取以下措施:①不吃任何固体食物;②不能服用泻药或软便剂,从而避免丢失更多的水分;③更换大容量造口袋、用手掌轻轻按摩腹部、平躺,将您的双膝拉向您的胸部并左右摇动、洗 15~20 分钟的热水澡。如果堵塞持续 2~3 小时或发生呕吐,您应尽快告知主管医生、造口治疗师或到就近医院急诊。

☆ 如何预防回肠造口食物堵塞?

答:您可以采取以下措施来预防回肠造口食物阻塞:①每天至少饮 8~12 杯(2000~3000ml)液体,包括水和果汁、汤水等;②缓慢和完全嚼烂您的食物;③不宜大量进食爆米花、椰子肉、菠萝、蘑菇、豌豆、干果、坚果、热狗、香肠、竹笋、生的蔬菜、豆芽、包心菜、芹菜、玉米等,同时这些食物烹调方式注意改变,如可以将蘑菇和肉混成肉饼,蘑菇切丝等。

☆ 进食哪些食物和饮料容易产生气体? 如何减少回肠造口的排气?

答:容易产生气体的食物和饮料有洋葱、卷心菜、豆类、黄瓜、萝卜、可乐、苏打水、啤酒等。减少回肠造口排气的常见方法有:吞咽空气会增加排气量,因此吃东西时减慢速度、小口喝水而不是狼吞虎咽;拒绝口香糖;吃东西时不讲话都可以减少吞入的气体;减少进食以上容易产气的食物和饮品。

☆ 进食哪些食物和饮料容易产生气味？

答:容易引致气味的食物有芦笋、西蓝花、卷心菜、奶酪、鱼类、蛋类、大蒜、山葵、香辛类的调味品等。如果您被大便的气味所困惑，可通过少吃这些食品来改善。多喝去脂奶或酸奶，使用含叶绿素高的绿叶蔬菜有助于减少粪臭。

☆ 外出旅行时饮食方面须注意哪些问题？

答:外出旅行时饮食方面应该留意一些新奇或以前没有吃过的菜谱，最好吃饭前能弄清楚它们的用料，避免胃肠不适。在长途旅程中，饮食后不要长时间留在交通工具的座位里，饮食时也不要谈话太多，因为这样都会增加肠道内的气体。因各地的饮水中矿物质含量不一，个别患者可能在饮用后会引起肠胃不适，如遇到此情况，可改为饮用蒸馏水。

专家温馨提示

回肠造口手术后仅仅是排便的部位和习惯改变而已，回肠造口患者原消化吸收功能并未完全丧失。因此，回肠造口患者不必为饮食而烦恼。如果回肠造口患者无糖尿病、肾病、胃病、心血管疾病等需要特别注意限制饮食外，只需要在平时生活中稍加注意，掌握饮食规律，就能和手术前一样享受美味食品。但难以消化的食物要注意烹调方式哦，预防食物堵塞的发生。

第二节　运 动 须 知

☆ 回肠造口手术后我还能像手术前一样做些喜爱的运动吗?

答:回肠造口术不会影响您运动的。出院后可根据术前的爱好及身体的耐受力,选择一些力所能及的运动,如:打太极拳、散步、体操、游泳、跑步、练气功等。最简单的锻炼方法为散步,散步可以改善血液循环,促进新陈代谢,提高机体免疫力,推荐中速行走 1~2 次 / 天,20~30 分钟 / 次,根据自身情况调整速度和强度,运动强度以体表出微汗,心率 + 年龄 =170 左右为宜。待体力恢复后,便可将运动量增加,年轻人可做些较吃力的运动,如游泳、骑单车、划艇等。但应尽量避免贴身或导致碰撞的运动,如摔跤、球类运动、拳击、跳水、蹦极等以免回肠造口受损。避免举重运动以减少造口旁疝、脱垂的发生。

☆ 运动前需要特别准备吗?

答:进行轻松运动前并不需要什么准备。若进行较剧烈的运动,如预防身体过度屈曲而令造口底盘松脱,可选用黏性较强的造口袋,同时佩戴造口腰带,以防造口底盘渗漏。

☆ 进行户外运动时需注意哪些问题?

答:进行户外运动时,最好随身携带一套换洗的衣服、造口护理用品,以防因回肠造口袋渗漏而出现尴尬。运动前宜先排空造口袋,进行一些可能引起回肠造口受伤的运动(如打排球、篮球)宜先做好防护,如佩戴自制肠造口保护盾(如肥皂盒、碗等)来保护肠造口,以免受损。运动结束后注意检查造口袋是否发生渗漏。预计运动时可能引起腹部压力增加的,可佩戴造口弹力腹带来保护,以免造口旁疝及回肠造口脱垂的发生。

☆ 可以游泳吗? 游泳时需要注意哪些问题?

答:回肠造口手术后,如您的伤口完全愈合、身体恢复良好就可以游泳了。目前国内尚无肠造口患者专用的泳衣,您只能选择普通的泳衣,选择的泳衣宜将造口袋遮住,泳衣颜色上不宜选择白色透明的,因为浸湿后易显现造口袋的外形,宜选择印有图案的泳衣,易于遮掩您的回肠造口。造口袋的选择方面,您可尝试佩戴较小的造口袋,因为这样会更隐蔽。

第三节　沐浴、睡眠与衣着

☆ 我可以洗澡吗? 洗澡时需要注意哪些问题?

答:手术的切口愈合后,无论是粘贴着两件式/一件式造口袋还是揭除两件式/一件式造口袋均能像您术前一样可以轻轻松松的沐浴,沐浴过程中水分既不会由回肠造口进入身体内,也不会影响两件式/一件式造口袋的使用时间和身体的康复。因两件式/一件式造口袋都是具有防水功能的,您可佩戴已粘贴好的两件式/一件式造口袋进行沐浴,沐浴时花洒不宜直接冲击造口底盘的边缘,沐浴后用柔软的毛巾或

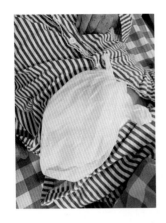

图 4-1 洗澡前使用塑料胶带将造口袋套好

抹布将造口袋外层的水珠抹干即可。沐浴前最好先将造口袋排空,并配合使用塑料胶袋将造口袋套好(图 4-1)防止造口袋弄湿。若使用的是两件式造口袋,在沐浴后也可直接更换另一干净的造口袋。也可将佩戴着的两件式 / 一件式造口袋揭除后直接沐浴,但沐浴时注意水温勿过高,水压勿过大,以免损伤回肠造口的肠黏膜,同时尽量选用弱酸性的沐浴露或清水进行沐浴,并冲洗干净。

☆ **睡眠时应注意哪些问题?**

答:睡眠前宜先排空造口袋,如遇腹泻排水样便时,宜改用泌尿造口袋,睡觉时再连接床边尿袋。床上宜垫好护垫,以防造口袋渗漏而弄脏床铺。

☆ **回肠造口术后我的坐姿、睡姿与手术前有什么不同吗?**

答:有些回肠造口者,因为手术的原因,如肛门被切除,而且伤口未完全愈合,取坐位时常会感觉疼痛不适,可以在座位上使用软枕或气垫以缓解疼痛。造口袋需要 24 小时贴身跟随,所以睡觉时也"袋"不离身。侧卧位及仰卧位睡觉不会影响回肠造口,但俯卧位睡觉姿势则有可能压伤回肠造口,故应避免。为了便于粪便的收集,尽量多采用右侧卧位(向回肠造口的一侧)。

☆ 回肠造口患者最宜采取哪种姿势起床?

答:起床的时候,避免腹部压力增加,宜先转身到右侧卧位借助右肘关节用力起床,并用左手按住回肠造口部位以减轻回肠造口局部的压力(图4-2),防止回肠造口旁疝和脱垂的发生。

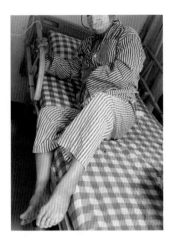

图 4-2　起床姿势

☆ 我的衣服需要特别制作吗?

答:不需要。回肠造口者基本上任何类型的服式都可以穿,只要避免过窄的衣服,以免损伤回肠造口。不少回肠造口者担心别人观察到自己挂有造口袋,刻意穿着过于松身的衣物。其实如定时清理造口袋令它不致胀鼓起来,穿着一般的松身衣物足以遮盖小小的造口袋,旁人是难以得悉的。穿戴衣物时需小心皮带或裤头压着回肠造口引致回肠造口受损而流血。

第四节　工作与社交

☆ 回肠造口手术后我仍然可以工作吗?

答:造口袋只是协助收集粪便的工具,并不是身体的负累。当您的原发病得到治疗、身体体力完全恢复后便可以恢复以前的工作。工作时注意避免重体力劳动,尤其是术后第一年,应避免举重或提重物,如以往从事搬运工作宜更换。同时注意劳逸结合,不要熬夜。

☆ 我仍然可以参加娱乐活动吗? 需注意哪些问题?

答:可以。尤其宜多参加造口人联谊活动,在活动中您既能与肠造口老朋友相见,也会认识很多新的回肠造口朋友,病友之间可共同分享肠造口护理的经验和体会。但参加社交娱乐活动当天,最好少吃或不吃容易产气的食物,以免需频频排放气体而影响娱乐和造口袋胀满气体而尴尬;参加社交娱乐活动时,需备带湿纸巾及至少一个造口袋,这样即使出现渗漏,前往任何一个有洗水设备的厕所便可清理及更换。

☆ 可以旅行吗? 外出旅游时应该注意哪些问题?

答:当您的体力恢复后,同样可以外出旅游,领略大自然风光,陶冶情操,调节身心。无论坐船、飞机还是火车,均不会有影响。但在旅游中要注意:①路程的选择要遵循由近到远、由易到难的原则,这样既可以使自己逐渐适应在外的生活也有利于克服回肠造口带来的一些意想不到的问题。②准备充足造口袋,要比平时用量稍多,以应付意外发生(如水土不服引起腹泻);部分造口袋应放在随身的行李中,以便随时更换。③在飞机上由于压力的变化,胃肠气会多一些,留意造口袋是否胀鼓起来,一旦发现及时排放气体。④造口袋不能减轻系安全带时对回肠造口部位的压迫,在安全带与造口袋之间垫一小垫子将能保护回肠造口。⑤备止泻药和抗生素。⑥注意饮食卫生,尝试新品种的食物时,应尽可能少食,以免引起腹泻。⑦最好养成随身自带一瓶矿泉水的习惯,这样既可以方便饮水,也可在有意外时用于冲洗。

专家温馨提示

　　出门旅游和活动对回肠造口患者来说不算难事,而且定期的出去散心还有助于陶冶身心,减轻心理压力,对术后的康复来说是有利无害的。不要因为回肠造口而有所畏惧,也不要因为回肠造口而错过与家人出游的美好时光。回肠造口朋友们,做好准备工作,放心大胆的迈开步子,出门吧!

第五节　性　生　活

☆ 我可以过性生活吗?

　　答:性行为通常是回肠造口者较为关心的问题。对女性来说,回肠造口不会削弱其性功能,而对男性来说,性能力有时会被影响,通常这种影响只是暂时的。您可以与您的手术医生讨论这个问题。由于您腹部的回肠造口,您可能觉得您的身体不再有吸引力,其实温馨的关系并没有那么容易被破坏,情感和爱情的感觉不会因为回肠造口术而丧失,术后良好的性适应能力是由术前的性功能决定的。

☆ 性生活对身体有害吗? 对性伴侣有影响吗?

　　答:性行为是正常的生理活动。所以,在回肠造口手术后,性行为是不会对身体有损害的。同时,在生理上对性伴侣也是没有影响的。

☆ 性生活时注意哪些问题?

答:手术初期,生理和心理尚未完全康复和适应,应给予自己和伴侣多些时间,慢慢再把性生活带入,切勿操之过急。一般手术后三个月,回肠造口者的生理痊愈,心理调节也进入正轨,此时即可开始恢复性生活。性生活前先检查造口袋的密封性,排空、清洁或更换造口袋以减少异味。

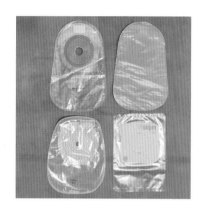

图 4-3   一件式闭口袋

最好佩戴一件式闭口袋(图 4-3),以防止开口袋带来的声浪而影响气氛。女性患者,可能因为身体的外形转变而觉得尴尬。可以尝试在造口袋上套上一些漂亮的袋套(图 4-4 和图 4-5),

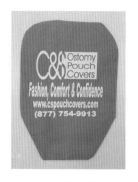

图 4-4   造口袋的袋套的正面

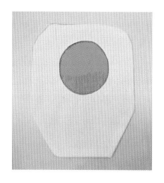

图 4-5   造口袋的袋套的底面

以配合一些鲜艳的内衣,从而减低压力。回肠造口者在性交过程中可尝试各种不同的姿势,以选择最舒适、最合适的方式,原则是不直接压迫回肠造口。

☆ 回肠造口手术对性功能有何影响?

答:回肠造口手术大多数不会对性功能造成影响。但是,在切除直肠、肛门等器官内肿瘤的手术,因涉及控制生殖器官的神经丛及血液系统,便可能会影响性功能。在女性方面这影响不大,在男性方面则可能会造成阳痿或逆行射精等问题。

☆ 回肠造口手术后,阴茎不能勃起,是何原因?

答:手术后阴茎不能勃起或对性刺激失去反应,其中原因很多,包括生理、心理及两者共同的因素。

① 生理方面:伤口未完全复原,特别是会阴伤口在勃起时可能引致疼痛,所以便压抑了勃起的功能;手术对性功能的影响,切除神经丛或割扎血管等都会影响性功能,有时腹部盆腔放射治疗或药物治疗也会造成某种程度上的阳痿。

② 心理方面:手术前与伴侣的感情关系。如与伴侣在手术前已不和睦,肠造口便成为不愿意行房的借口;有些肠造口者手术后过于自卑,愚昧地认为自己是残缺的;对性行为错误的认识,如个别患者认为性行为会对手术后身体的健康有影响,或认为在性行为中会传染肿瘤给性伴侣;对性行为表现太急切,如男性肠造口者在手术后过于急切表现自己的性功能已经恢复手术前的状况,往往会导致不能勃起的反效果。

鉴于上述众多因素,如在手术后发生性生活上疑难问题,首先应排除心理上的压力及不正确的推论,然后咨询相关的医疗专家。其实,夫妻在性生活方面的和谐,有赖于互相的谅解和关怀,而不单是在性交上的表现。

专家温馨提示

"性"作为人类日常生活中重要的一部分,不仅有着繁衍子孙、传宗接代的作用,而且还会影响个体自我形象、自尊、自信。虽然"性"是个私密的话题,但出现"性"问题后,不必沉默,勇敢的寻求专业人士的帮助是有利而无害的。

第六节 生　育

☆ 回肠造口的女性可以生育吗?

答:如果手术中没有切除卵巢、子宫、阴道等生殖器官,或手术后的放射性治疗没有影响到上述各生殖器官的功能,生育能力是没有受到影响的。事实上回肠造口并不一定会成为妊娠的障碍,很多女患者接受回肠造口手术后仍有生育,和普通人一样,回肠造口妇女可以顺利分娩一个或多个孩子。

☆ 回肠造口手术后多久才可以生育子女?

答:手术后身体状况恢复正常便可以生育。但应考虑回肠造口患者的年龄、其病因、复发的机会及手术后是否需要接受放射治疗或药物治疗等因素。此外,回肠造口者还需要考虑照顾自己的回肠造口及日常生活外,能否再兼顾一个出生婴儿。所以,适当的生育时间因人而异,并且在生育前要彻底地考虑及做出妥善的安排。

☆ 女性回肠造口者孕期应注意哪些问题?

答:女性回肠造口者怀孕后除了要关注正常妇女所易发生的妊娠问题外,还要注意肠造口对妊娠的一系列影响并采取相应的保健措施。①规律检查:定期产检是妊娠妇女必不可少的保健措施。回肠造口妇女除了要关注胎儿发育及自身脏器功能外,还要注意妊娠对回肠造口的影响。因此要定期找胃肠外科医生或造口治疗师进行检查。②肠造口护理:随着妊娠的进展,肠造口可能会发生不同程度的脱垂,肠造口形状、肠造口直径也会发生改变,腹部皮肤变油,造口袋更换频率增加。肠造口形状发生改变后,造口袋裁剪形状也要跟着改变。每次更换造口袋时,要彻底清洗肠造口周围皮肤以延长造口袋粘贴时间。对于因腹部膨隆而影响造口护理视线的患者,宜借助于足够长度的镜子或由家属帮忙粘贴袋子。另外,妊娠过程中肠造口血液供应增加,容易出血,护理肠造口时动作要轻柔,避免摩擦,注意观察并及时报告肠造口出血情况。③妊娠的中后期,要注意因子宫膨大而带来的对回肠造口及其周围腹壁的压迫,特别是妊娠后期需严密观察回肠造口的颜色、有无水肿等,如有问题,应尽快就诊。④婴儿经阴道或剖腹分娩,需要特别的产科护理,如需剖宫产,则最好请胃肠外科的医生协助。

☆ 女性回肠造口者可以喂饲母乳给婴儿吗?

答:可以的。这与普通妇女无区别。疾病如肿瘤等是不会由母乳传染的。但因婴儿的索食时间不定,哺乳母亲的体力支出便会增加,哺乳期间也可能与自我护理回肠造口的时间发生冲突,所以如果进行喂饲母乳,母亲一定要有良好的健康及已能熟练地应付自己的回肠造口护理问题。

专家温馨提示

从宗教、社会学层面来说,怀孕是妇女一生中极其重要的事件,能否成功分娩在一定程度上决定了患者术后的家庭能否圆满。回肠造口手术虽然改变了患者的排泄途径,但是术后只要患者保持乐观积极的心态,多与外科医生及产科医生沟通,再通过外科医生、产科医生及造口治疗师的共同努力,无并发症怀孕及自然顺产也是可能的。

第五章　常见问题应对

第一节　回肠造口常见问题及应对

☆ 碰触我的回肠造口,为何无痛感?

答:回肠造口没有神经末梢支配,因此当其排出粪便时或触摸回肠造口时,您是不会感觉到疼痛的,也正是这样,有时回肠造口受到损伤患者还不知道。

☆ 如果肠造口的颜色变黑,怎么办?

答:正常回肠造口黏膜的颜色为鲜红色或牛肉红、湿润、有光泽,当回肠造口的颜色转变为紫色或暗红色(图 5-1)提示回肠造口的血液供应已经受阻,严重缺血时会转变为黑色,黑色组织逐渐松脱伴有腐臭味。发现回肠造口黏膜的颜色变黑或长时间变暗不恢复正常色泽需及时到医院就诊。

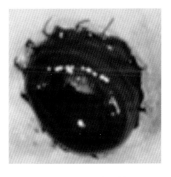

图 5-1　回肠造口缺血

☆ 清洁时回肠造口发生渗血,怎么办?

答:少量出血是正常的,因肠造口与皮肤连接处有很多微血管,轻微摩擦可以引起微血管少量出血。出血时用纸巾轻轻按压出血之处即可,或喷涂少量皮肤保护粉,轻轻按压也能止血。但如回肠造口清洁时不断发生渗血,应及时到医院就诊查明原因。常见的原因往往是回肠造口护理不当或经常摩擦而导致肠造口黏膜炎症水肿,这种情况,一旦受刺激即发生出血(图 5-2)。如行暂时性回肠袢式造口术后将近1 个月的梅先生,因错误认为回肠造口黏膜上沾着粪便会导致感染,因此每次排泄粪便后都要求

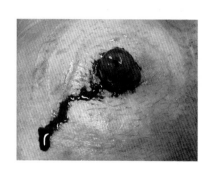

图 5-2 回肠造口黏膜出血

其妻子用小毛巾大力擦洗和冲洗回肠造口,并且随身携带痰盂和矿泉水瓶以方便随时清洁。因而导致其回肠造口黏膜肿胀、糜烂,之后其回肠造口稍有摩擦或刺激就发生出血。其实,回肠造口黏膜接触粪便是不会引起感染的,无需时刻给予清洁,仅在更换造口袋时进行清洁就可以了,同时避免大力擦洗,以免损伤回肠造口黏膜。

☆ 造口袋收集到新鲜血液,怎么办?

答:造口袋收集到暗红色或鲜红色血液(图 5-3)时不要惊慌,应注意观察造口袋里的血液是自肠腔内流出还是回肠造

口黏膜局部出血所致。处理的措施包括:①立即将两件式造口底盘／一件式造口袋揭除,清除血液／血块后,检查回肠造口黏膜上是否有出血点,如有,撒上皮肤保护粉／止血药物(如云南白药等)后立刻按压止血。按压3~5分钟后

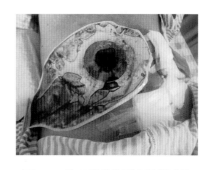

图5-3 造口袋收集到血性排泄物

仍然无法止血,应在继续按压的同时,立刻回院进一步诊治。②注意造口袋剪裁大小合适并边缘光滑;避免回肠造口受摩擦、碰撞等创伤。③如血液是从回肠造口内流出来的,可能发生消化道出血,应立即回院诊治。

☆ 为何起床后我的回肠造口变得越来越长,怎么办?

答:医学上把这种情况称为肠造口脱垂。平卧时腹肌松弛,脱垂的肠袢可能会逐渐恢复,而起床后腹压增高,脱垂的肠袢又会外伸。个别患者往往在打喷嚏、用力咳嗽、严重呕吐后突然发生回肠造口肠袢脱出,如49岁的钟女士,诊断为"宫颈癌",全麻下行"回肠袢式造口 + 双侧输尿管支架置入术"。术后行盆腔外照射放疗,同期进行"替加氟 + 奈达铂"方案化疗。自诉"第三疗程化疗后第2天发生频频呕吐,于傍晚呕吐后突然发现回肠造口远端肠管脱出约6cm,平躺休息后脱出的肠管逐渐恢复,但起床后又脱出,这种情况已发生将近1个月,且脱出的肠管越来越长,像虫子一样在造口袋内动来动去,造口袋内经常见到淡红色的血液,感到非常害怕"。发生肠管脱出时应及时回院诊治,否则就像钟女

士那样因脱出的肠管蠕动时会与造口袋的塑胶不断发生摩擦而发生糜烂、炎症和水肿(图5-4),甚至会导致坏死。有的脱垂平卧时腹肌松弛,脱垂的肠袢也不会恢复,并且脱垂的肠管变黑(发生缺血),这时可能需要行手术治疗。

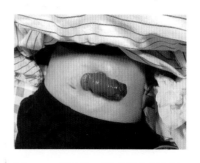

图5-4 回肠造口脱垂并发生糜烂、炎症和水肿

☆ 如何预防回肠造口变得越来越长?

答:在日常生活中要避免腹压增高,如每次起床时宜侧卧位,用肘关节的力支撑起床,起床的同时用另一手按压在回肠造口上,避免增加腹压和回肠造口局部的压力;咳嗽、打喷嚏时用手按压回肠造口部位;避免提举重物;避免体重增加过快和过重等;慢性咳嗽者宜佩戴造口弹力腹带。

☆ 回肠造口黏膜上长了一碰就出血的小肉芽,怎么办?

答:这是肠造口并发症肉芽肿(图5-5),多因回肠造口的缝线残留刺激而引起,个别也会因造口底盘裁剪过小长期摩擦刺激而引起的。发现此情况,不需急诊,空闲时回院找造口治疗师或医生将其消除。

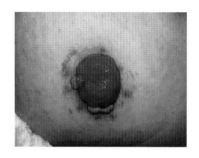

图5-5 回肠造口肉芽肿

第二节　回肠造口周围问题及应对

☆ 为何粘贴造口底盘的皮肤发痒和发红,怎么办?

答:您可能对使用的造口底盘产生过敏反应,回肠造口周围皮肤发生接触性皮炎(图5-6),这种情况可自行尝试购买抗过敏的药膏外涂于回肠造口周围发红的皮肤,外涂约10分钟后,再使用清水清洗干净皮肤,更

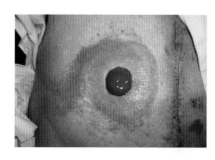

图5-6　回肠造口周围发生接触性皮炎

换同一厂家不同系列的产品或不同厂家的产品并观察症状能否逐渐缓解。如不缓解,宜找皮肤科医生进一步诊治,造口治疗师或护士可能会给您进行斑贴试验。

☆ 什么是斑贴试验?

答:斑贴试验是诊断外源性变应原的特异性检查方法,是诊断接触性皮炎的最简单可靠的方法。试验方法为在患者腹壁粘贴一小块需要使用的造口护理产品,24小时和48小时后分别评估1次,评估患者皮肤是否有红、肿、痒、烧灼感或其他过敏反应表现。虽然身体背部也可以进行测试,但腹壁皮肤的温度、厚度和造口产品接触部位的皮肤性质相似,因此,腹部更适宜作为试验部位。

☆ 回肠造口周围皮肤疼痛、发红、出现损伤,怎么办?

答:这是回肠造口最为常见的并发症,多因皮肤受到回肠造口排出的粪便的刺激而引起,称之为粪水性皮炎(图 5-7)。发生此情况,宜尽快回院处理,否则受损的皮肤难以愈合,甚至会加重,严重影响患者的生活质量。一位来自东莞的低位直肠癌患者叶先生为了取得好的手术效果,特意邀请外院微创专家为其行了直肠癌根治手术 + 临时性回肠袢式造口术。虽然手术很顺利,但由于当时该医院没有造口治疗师等专业护理人员给予他回肠造口专业护理指导,出院后不久回肠造口周围皮肤便发生了粪水性皮炎。回肠造口周围并发症严重困扰了叶先生,他整天不敢出门、坐立不安,非常痛苦,因造口袋频频发生渗漏,只好使用大量的纸巾和毛巾来接收粪便,同时为了及时清理从无控制能力的回肠造口排出的粪便,他甚至要穿上裙子以候大便。为解决回肠造口护理问题,叶先生多方求助,最后慕名来到开设造口专科门诊的医院就诊,造口治疗师为其进行了科学评估,帮助其选择合适的造口袋并指导其如何进行护理,很快叶先生的皮炎愈合,顺利回归正常生活。

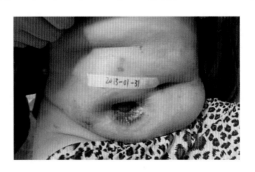

图 5-7　回肠造口周围发生粪水性皮炎

☆ 为何回肠造口周围皮肤出现小结节,怎么办?

答:此并发症是增生(图 5-8),多因皮肤经常受到排泄物的刺激而引起。发生这种情况宜尽快回院找造口治疗师进一步确诊并给予恰当处理。一般处理得当,很快就能消退。

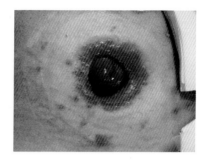

图 5-8 回肠造口周围皮肤发生增生

☆ 为何回肠造口周围会隆起,怎么办?

答:回肠造口周围隆起,通常是因腹部肌肉薄弱或不断腹压增加等原因导致一部分肠管突出至皮下组织而导致,也称为造口旁疝。发生此情况宜尽早采取治疗,在造口治疗师或医生的指导下佩戴造口弹力腹带预防加重,且日常生活中要避免提举重物等增加腹压的活动。严重时可能需要手术治疗。

☆ 回肠造口周围皮肤长有毛发需要剃除吗?

答:需要剃除的。因为造口底盘粘贴于毛发处,在移除时容易损伤肠造口周围皮肤的毛囊,尤其是移除造口底盘时手法不恰当,没有一手按压皮肤一手慢慢揭除底盘或者暴力揭除底盘时最容易造成肠造口周围皮肤损伤。同时如运用不正确的方式修剪肠造口周围皮肤上生长的毛发也会损伤皮肤和毛囊。肠造口周围皮肤的毛囊一旦受损容易并发毛囊发炎。因此,每次更换造口底盘时需检查肠造口周围皮肤,如发现毛发过长(图 5-9)应及时修剪,宜选用电动剃须刀剔除或使用剪刀、指甲钳将毛发剪除,不宜使用手动剃毛刀剃除,从而避免伤到皮肤的毛囊。

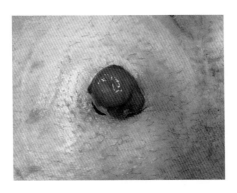

图 5-9 回肠造口周围皮肤毛发过长

第三节 排泄问题及应对

☆ 回肠造口术后,我的肛门被切除,为何仍有便意感?

答:有的回肠造口者在切除直肠和肛门后多年,仍有便急的感觉,这是正常的,这主要与部分患者术后仍然幻想被割除的直肠及肛门还存在有关。大部分患者在手术后很快便没有这种感觉,但也有些患者在术后一段较长的时间内仍保留这种感觉。但如不合并疼痛则是正常的。

☆ 回肠造口术后为何肛门还有粪便/黏液排出?

答:回肠造口者如果回肠没有完全切断,排稀便时部分粪水进入远端肠管,进而从肛门排出粪便。如手术后早期肛门有排便,也可能是术前肠道准备不好而残留的;另外远端的肠管有排泄黏液的功能,有黏液从肛门排出也是正常的。但从肛门排出大量鲜红色排泄物是不正常的,需要到医院进一步检查。

☆ **回肠造口正常的排出量是多少?**

答:术后早期回肠造口排出液为胆汁性液体。进食固体食物后,排出液变稠,每日排出量逐渐增多,至 10 天左右趋于平稳。小肠能够逐渐适应回肠造口手术前每日进入结肠的 1500~2000ml 液体。正常情况下,每天回肠排出量约800~1200ml。粪便的含水量决定了粪便的稠度及体积,饮食的改变也会使每日排出量发生相应变化。

☆ **饮水量增加时回肠造口的排泄量也增加吗?**

答:饮水量增加不一定导致回肠造口排出液大量增加,因为大部分水分可经小肠吸收,并经尿液排出体外。

☆ **我的回肠造口排出量过高吗?**

答:出院后,您要测量和记录每天从回肠造口排出的粪便量,一般如果 24 小时内超过 1500ml 的水样便,就说明您的回肠造口排出量过高。回肠造口高排出量较为少见。

☆ **回肠造口高排出量会导致什么问题? 有何症状和体征?**

答:小肠不像结肠那样吸收水分。当回肠造口排泄物超过正常排出量时,容易发生脱水,排出量越大脱水风险越高。水是人体细胞所需的重要养分,水可以调节体温,它既是血液系统的组成物质同时也是溶剂,并为养分的输送提供了载体。

口渴是身体需要水分的明显信号。当您的嘴唇和舌头感到干,尿量比正常减少、呈深黄色且有强烈的气味;起身感到眩晕,胃或腿痉挛,手脚刺痛、手心出汗、思路不清晰时,提示您已经发生脱水了。

☆ 发生脱水时怎么办? 如何预防?

答:发生脱水时您宜饮用更多的液体并摄入一些盐水。每日保持至少 8~12 杯(约 2000~3000ml)液体饮入量,每次排空造口袋后都喝些液体。选择含盐及含钾的饮料,如运动功能饮料、牛奶、蔬菜水果汁;当您感觉到身体虚脱而又无法饮入液体时,应及时回院就诊。如果因其他原因需要限制盐的摄入,则需提前咨询医生。

☆ 腹泻有何特征? 为何会发生腹泻?

答:腹泻时往往出现回肠造口排出大量水样便,如 1 小时内需多次排放粪便;发生突然,且可伴有绞痛。回肠造口手术后初期,回肠造口的排泄次数及形态,也会犹如腹泻。但在 2~3 周后将会恢复正常。腹泻的原因很多,除了前面提到的饮食因素外,有些患者手术后需要接受腹部盆腔放射治疗或抗肿瘤药物治疗,在接受这些治疗期间也可能会出现腹泻的现象,服用医生开的止泻药就能逐渐缓解。当治疗过程完成后,排泄次数也会逐渐减少。此外,服用某些药物,如一些抗生素、胃药等也可能引起腹泻。或者患有其他大肠或小肠的疾病,如肠炎、痢疾等也可能引致腹泻。

☆ 发生腹泻时怎么办?

答:回肠造口者和普通人一样,有时因不小心饮食而导致腹泻。在腹泻期间:①停止进食高纤维和引致腹泻的食物。②应饮入足够的液体,有利于补充丢失的液体和预防脱水。③如回肠造口排出量超过 1000ml 水样便,或者 2 天内腹泻仍没有好转就要回院就诊。因水分会丢失过多,可能需要通过输液来补充,同时根据腹泻的原因进行对症治疗。

☆ **外地旅行会令排泄习惯改变吗?**

答:因为时差,进食时间的改变或心情的影响,排泄时间和次数可能与平常不同,但排泄量不会有太大的改变。这一切都是正常的,只要处理得当便不会减少旅游的乐趣。

☆ **为何造口袋里收集到口服的药片?**

答:可能您的肠蠕动较快,加上您服用药物时大量快速喝水,药片很可能被冲出回肠造口;另一方面,也有可能时因为此药物在小肠内无法吸收而从回肠造口排出。通常口服药物后应注意观察,如果看见造口袋内有成粒的药片,应告知医生,以便更换药物。

专家温馨提示

　　由古至今,人类遵循“民以食为天”的观念,透过一日三餐的营养补给,来补充我们所需的体力能量,饮食称为生活中非常重要的学问。回肠造口患者饮食不当很容易导致腹泻的发生,一旦发生往往容易导致脱水。因此,回肠造口患者补充水分很重要,发生腹泻最好尽快就医。

☆ 低位直肠癌患者行暂时性回肠袢式造口回纳术后大便控制困难 / 失禁,怎么办?

答:低位直肠癌患者,由于切除部分直肠,暂时性回肠袢式造口回纳术后早期可能出现大便次数多、大便控制困难甚至失禁,您可以进行骨盆底肌肉锻炼来改善控便的功能,同时做好肛周皮肤的护理。

☆ 如何进行骨盆底肌肉锻炼? 需注意哪些问题?

答:骨盆底肌肉锻炼又称凯格尔运动,是一种通过运动训练来强化肛门直肠感觉与运动功能,增加外括约肌自主收缩放松的幅度,以修正排便行为。在您行回肠造口术后 2 周左右伤口恢复良好时,便可以开始进行骨盆底肌肉锻炼。同时在回肠造口回纳后 2 周左右又要坚持锻炼。

锻炼方法有 4 种:方法一是患者平躺在床上抬高臀部 30 秒,放松 30 秒,持续做 10 分钟,每天做 3-4 次;方法二是患者站直背靠墙壁,收小腹夹臀 30 秒,放松 30 秒,持续做 10 分钟,每天做 3-4 次;方法三是患者手扶椅子垫脚尖 30 秒,放松 30 秒,持续做 10 分钟,每天做 3-4 次;方法四是患者坐于有椅背的椅子,背部靠在椅背坐正,双脚踩地,在大腿上夹一个软球(最好是有棱角的软球),夹 30 秒,放松 30 秒,持续做 10 分钟,每天做 3-4 次。以上 4 种运动可交替或选择一种执行,但要持续执行。手术后早期,体力还没有完全恢复,最好选择平躺和坐位姿势的方式进行锻炼。

锻炼前注意事项:锻炼前先排空膀胱;饭后一小时内不适合做运动;在轻松没有压力的环境下练习;运动时不要收缩双腿、腹部、臀部肌肉;养成持续运动的习惯。

☆ 暂时性回肠造口回纳术后如何预防肛周皮肤损伤?

答:①做好肛周皮肤的清洁:可使用沐浴露或温和的肥皂如婴儿用肥皂来进行清洁,但含有太多香料或消毒剂的肥皂不宜使用。经济条件允许,最宜购买免冲洗的皮肤清洗剂来清除沾污在肛周皮肤上的粪便(使用时可将洗液喷在肛周皮肤上或湿纸巾上进行清洁,清洁后待干即可)。清洁工具宜选用一次性软布,推荐使用含有清洁、保湿和防护作用3效合一的一次性洗巾(如成人洁肤巾),避免使用粗糙的毛巾。清洁时宜采用拍打的方式进行,应避免用力擦拭或摩擦。②肛周皮肤潮红,可喷洒之前护理回肠造口周围皮肤的皮肤保护粉。同时穿戴纸尿片来收集随时渗漏出来的粪便。一旦皮肤损伤,应及时回院处理。

专家温馨提示

骨盆底肌肉锻炼的效果需要较长一段时间才能见效,因此,需要患者有恒心,每天坚持锻炼很重要。同时个别患者可能需要配合生物反馈治疗来提高疗效。大便无法控制期间,粪水容易刺激皮肤而导致皮肤损伤的风险,因此,做好肛周皮肤护理很重要。

第四节　回肠造口患者常见的护理误区

☆ **两件式造口底盘/一件式造口袋必须每天更换,否则回肠造口周围皮肤会发痒?**

答:回肠造口周围皮肤发痒可能是由于回肠造口周围皮肤对造口用品发生过敏而引致,不是通过每天更换两件式造口底盘/一件式造口袋就能解决的,相反,频频更换造口袋容易损伤皮肤。现有的两件式或一件式造口袋的造口底盘黏胶具有黏性/黏合力、抗腐蚀性、易揭除、柔韧性、吸收性五大特性,对皮肤有很好的亲和力,一般过敏现象还是很少发生的。

☆ **一件式/两件式造口袋必须每天反复冲洗,否则粪臭味会漏出?**

答:排放造口袋里的排泄物后,最要紧的是将开口清洁干净,造口袋可以不用清洁,如清洁宜采用擦拭方法,如使用筷子等条状物卷着纸巾擦拭造口袋内附着的排泄物即可。粘贴型一件式/两件式造口袋具有防臭涂层,反复冲洗造口袋的话,会使造口袋的防臭功能下降。

☆ **一旦排泄必须及时清倒排泄物并大力擦洗回肠造口,否则会感染?**

答:回肠造口是肠道的一部分,肠道本身是储存粪便的,因此,回肠造口黏膜沾染粪便不会引起感染。粘贴在腹部皮肤上的造口底盘可以承受一定的重量,一般排泄物储存至

1/3~1/2时才去排放。回肠造口排泄次数频密,如一旦排泄就去清理,会影响到患者的休息和日常生活。

☆ 回肠造口及其周围皮肤一定要用碘伏消毒才放心?

答:有些患者及家属目睹医院里的护理人员在给患者进行回肠造口护理时都会先使用碘伏溶液消毒回肠造口旁伤口,出院时即使护理人员指导他们回家以后无需使用碘伏溶液消毒肠造口旁伤口及皮肤,只需使用温水清洁即可,但还是不放心,所以到药店购买碘伏溶液,每次进行肠造口护理都要先消毒一遍才放心。殊不知应用碘伏消毒存在诸多弊端:首先,长期反复多次使用碘伏溶液消毒会对皮肤、黏膜产生刺激;其次,碘伏的浓度大有讲究,高浓度碘伏接触皮肤可引起皮肤灼伤;再者,碘伏具有广谱杀菌作用,杀灭有害细菌的同时杀灭了皮肤黏膜常驻的正常菌群,长期使用可能导致皮肤抵抗能力减弱。因此回肠造口及周围皮肤一定要用碘伏消毒才放心的想法是错误的,俗话说"物极必反",千万不要过度护理。

☆ 清洁回肠造口必须使用镊子、棉球和纱布?

答:肛门是排泄粪便的出口,人们排泄后会使用纸巾清洁肛门,回肠造口也是排泄物的出口,俗称"假肛"或"人工肛门",因此,同样可以使用纸巾进行清洁。棉花及纱布除了价钱较昂贵外,质地也并不比纸巾好。选择纸巾时要选用坚韧柔软及不溶于水的较合适。回肠造口的黏膜受到刺激容易受损,如使用镊子进行清洁,一来需要购买,二来手持镊子操作不是人人都能掌握,操作不当就容易损伤回肠造口的黏膜。

☆ 肠造口护理用清洗液一定要选用生理盐水？

答：尽管出院时护理人员已指导患者，回家以后无需使用无菌生理盐水清洁肠造口周围皮肤，只需使用温水即可，但还是不放心，认为无菌生理盐水是最好的清洗液，所以出院后千方百计到药店购买无菌生理盐水进行肠造口护理。这样做是费时费力的，肠造口周围皮肤不是无菌的，应用无菌生理盐水清洗毫无意义。肠造口护理一定要用生理盐水进行清洁的观念是有误的，温水易于取用，使用方便，更适合家庭护理。

☆ 每天必须用手指对回肠造口进行"扩肛"才能保持大便顺利排出？

答：回肠造口在没有发生狭窄和食物堵塞的情况，粪便是通过肠道的蠕动而顺利排出体外的，不需要每天用手指对回肠造口进行"扩肛"。这样一来是增加自己的麻烦，二来也存在损伤回肠造口黏膜的风险。

☆ 造口底盘上全部涂抹上防漏膏，底盘粘贴会更稳固？

答：现代的造口袋不管是一件式还是两件式，造口底盘都具有黏性，可以很好地粘贴于皮肤上并承受一定的重量，造口底盘上如全部涂抹上防漏膏反而容易产生间隙而导致底盘发生渗漏。另外，由于难以清除粘贴于肠造口周围皮肤上的防漏膏，会导致新的造口底盘难以稳妥粘贴，这样恶性循环会造成底盘频频渗漏，最终引发皮肤问题。

☆ 造口袋底盘的剪裁宁大勿小？

答：造口袋底盘的剪裁是造口护理至关重要的一步，造口底盘开口一般比肠造口大2~5mm左右最为适宜。部分患者及家属为了上袋方便、避免造口底盘压迫造口等原因,错误的认为造口袋开口的剪裁宁大勿小,不断地扩大造口底盘的剪裁孔径,而导致肠造口周围皮肤损害,给患者带来痛苦。虽然造口底盘开口剪裁过小易影响肠造口的血液循环并可能导致肠造口黏膜受到压迫、摩擦,但是造口底盘开口剪裁太大则导致暴露的皮肤将持续受到粪便的刺激和浸渍,最终出现发红、破损甚至溃疡。

☆ 佩戴的造口袋必须是透明的?

答:造口袋有透明、半透明和非透明三种类型。术后早期需要特别注意观察肠造口情况和排泄物的性状、颜色,宜选用透明的造口袋,以便于透过造口袋来直接观察回肠造口;康复后,造口袋的选择可根据患者的喜好来进行。

☆ 造口袋开口必须使用便袋夹来密闭?

答:造口袋的开口是用来排放粪便的,每次排放后需要密闭才能避免造口袋里的粪便和气味渗漏。密闭的方法很多,如使用便袋夹、便袋密封粘贴条、橡皮筋等。最常用的是便袋夹,操作简单且可反复清洁后使用,同时就算便袋夹的连接断开仍然可以使用。

☆ 回肠造口者可选择佩戴一件式闭口袋?

答:回肠造口患者排泄物稀烂、量多、排泄频密,如佩戴一件式闭口袋,1天内可能需要更换多个造口袋,这样会增加患者的经济费用并容易损伤回肠造口周围的皮肤。因此,回肠造口者不宜佩戴一件式或者两件式闭口袋。

☆ 回肠袢式造口如近端肠袢高起,远端与皮肤平齐 (图 5-10),裁剪底盘时仅按近端肠袢大小来裁剪就行?

答: 患者林女士,回肠造口术后 2 周,使用一件式造口袋。造口专科门诊复查时告知造口袋频频渗漏,每天至少更换 1 次。造口治疗师检查发现,林女士的回肠造口是袢式,椭圆形,但林女士裁剪的造口袋底盘开口是圆形且仅仅依据近端肠袢开口的

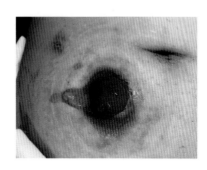

图 5-10 回肠袢式造口如近端肠袢高起(左侧),远端与皮肤平齐(右侧)

大小裁剪。渗漏的根本原因是造口底盘压住了回肠袢式造口的远端肠袢开口,造口底盘吸收很快饱和且造口底盘没有与回肠造口周围皮肤黏合。造口治疗师重新指导其正确的裁剪方法:裁剪的造口底盘开口应依据回肠造口的近端和远端肠袢大小来裁剪,这样才能保证造口底盘与肠造口周围皮肤粘贴稳妥。林女士按照此方法进行处理后,使用的一件式造口袋能维持 4 天左右才更换。

☆ 将造口袋放置于高温设备上加热后使用?

答: 天气寒冷,个别患者将即将粘贴的造口底盘或一件式造口袋放置于高温设备上加热,这种做法是错误的。一方面过高的温度可能烫伤患者皮肤,另一方面将造口底盘或一件式造口袋放置于高温设备上加热有起火燃烧的风险,存在较大的安全隐患。

专家温馨提示

　　回肠造口患者在居家护理过程中,也许会有很多自己独特的护理体会,但是否完全符合回肠造口护理的要求,最好与造口治疗师或肠造口专科护士共同沟通,在专科护理人员的指导下进一步实施,这样更能确保护理的安全性和护理效果。

第五节　复　　诊

☆ 回肠造口术后需要复查吗?

　　答:您出院了,并不等于完全康复,回肠造口术后需要复查。因为您行回肠造口手术后住院的时间短(一般术后 5~10 天就出院),真正接受造口治疗师或临床护士指导的时间有限,加上受手术后体力等恢复各方面的影响,回肠造口自我护理的技能无法完全掌握。回家后在日常生活中会面临回肠造口所带来的生理、心理、家庭、社会、并发症等各方面影响。如没有及时得到纠正,将严重影响您的生活质量。这些问题在专业人员的指导下可以得到解决。因此回肠造口者定期回院进行复查是非常必要的。复诊时间因人而异,一般术后 1 个月开始,第一年,每隔 1 个月返院复诊一次,连续 3 个月;以后每 3 个月复查 1 次;2-3 年内每 3~6 个月复查 1 次;之后每 6 个月至 1 年复诊 1 次;遇到问题和新症状随时就诊。复诊时应带上一套造口袋,以便医生或造口治疗师检查后使用。

☆ 什么情况下应该到造口专科门诊就诊?

答: 当您遇到回肠造口相关问题时应及时到造口专科门诊就诊,常见的问题包括:①造口护理技能问题,如造口袋的选择、造口袋的使用、造口袋内排泄物的排放、造口袋的清洗;造口附属产品的使用;造口用品的购买、造口用品的保存等。②生理问题,如腹泻、造口袋渗漏、回肠造口食物梗阻等。③回肠造口及其周围并发症问题,如回肠造口黏膜有小结节、回肠造口肠管脱出;回肠造口颜色变紫色或黑色;回肠造口开口小并影响粪便排出;皮肤瘙痒、炎症、皮肤破损;回肠造口周围隆起(下腹部左右不对称)等;④心理问题,如焦虑、恐惧。⑤日常生活问题,如饮食、穿衣、性生活、工作、社交活动、旅游等。

☆ 回肠造口者如何就诊?

答: 出院时了解医院造口专科门诊出诊情况或当地医院是否有造口专科护理门诊,可以到开设造口专科护理门诊的医院就诊。就诊前可直接到各医院挂号处挂号,也可通过网上、电话预约挂号。按时到指定的诊室就诊。造口治疗师会利用专科护理知识和技能,为您解决回肠造口相关的护理问题。

☆ 回肠造口患者随诊时注意哪些问题?

答: 回肠造口患者随诊时请随身携带造口护理用品。包括造口袋一套,纸巾、使用中的造口附属产品等。即将轮到就诊时最好先到洗手间将造口袋里的粪便排空。就诊时应主动告知造口治疗师或医护人员您居家护理中碰到的困惑问题,如造口底盘多少天更换,每次更换时肠造口及其周围皮肤是否有异常、饮食问题、日常生活中是否适应等,以便专家及时给您指导。

专家温馨提示

回肠造口患者出院后除定期回院找医生复查他的疾病预后外,尚需定期到由造口治疗师或肠造口专科护理人员坐诊的造口专科门诊复查回肠造口及其周围情况。她们将利用专科护理知识和技能帮助患者预防及解决回肠造口术后的相关护理问题。

第六章　坚强面对回肠造口

第一节　患者如何面对

☆ 当需要行回肠造口手术时,该如何面对?

答:您行回肠造口手术前,情感上可能会经历 3 个阶段:第 1 阶段为震惊或不相信现实:在此阶段,因刚受到即将行回肠造口手术消息带来的冲击。您可能依靠逃避现实来面对,拒绝关于现状的解释,拒绝他人传授的自我护理知识;第 2 阶段为退缩或防御:在这个阶段,您可能会愤怒或容易激怒,或者问"为什么是我?"在情绪上可能自我封闭。您可能对身体的变化以及对回肠造口术后的生活而感到担忧;第 3 阶段为接受:您不再愤怒,找到了自己的应对办法。随着您逐步度过这个阶段,可能感到伤心难过,或者哭泣。

专家温馨提示

生命是一个过程,每个人在一生中都或多或少会经历一些挫折,能坦然面对的都是有大境界的人。

☆ 您需要咨询医生、造口治疗师、管床护士哪些问题？

答:极大部分患者得知需行回肠造口手术时会产生很多疑问,如"为何我需要行回肠造口手术？回肠造口手术后,身体会失去什么？我能自我护理造口吗？家人或亲友会接纳我吗？还能继续工作吗？"等等。这些问题医生和造口治疗师、管床护士都会向您做出详细解答的。

☆ 您可以做些什么？

答:当您的情绪受到困扰时,先什么都别做,找个舒适的地方坐下来,深深地吸气,慢慢地呼气,尽量放松自己;注意不要独自承受内心的痛苦,要懂得向信得过的人倾诉病痛和内心的感受,宣泄心中积压的不良情绪。无论是面对面的交谈还是通过电话交谈都会对您有帮助;当您平静下来后宜多点了解回肠造口护理相关信息。

☆ 您可以向谁倾诉？

答:孤独一人面对生理上的变化是很难熬的,倾诉可以帮助您释放内心的负面情绪,减轻心理压力。无论是医护人员还是伴侣、家人、挚友都能给您安慰,在您艰辛的治疗期间给您支持。您除了向医务人员(主诊医生、造口治疗师、管床护士、心理医生、心理护士)、家人倾诉外,争取与已经行肠造口手术的朋友倾谈。目前很多医院都组织开展肠造口探访者到医院进行探访活动,肠造口探访者与您及家人分享他们以往的经历,相信可帮助即将行肠造口手术的您及家属更好地度过感情危机期,同时肠造口探访者自身的健康形象无形中将对您是一种莫大的鼓励和安慰。

☆ 回肠造口手术后,该如何面对?

答:肛门是消化道的出口,您已经使用肛门排便数十年,突然改为从腹壁上的回肠造口排便,可能短时间内难以接受。回肠造口上外露的肠黏膜往往会令您感到害怕、失落、无奈甚至厌恶自己。其实回肠造口并非伤残,不要把问题放大。它只是一个小小的开口,不会阻碍生活,不必给自己带来沉重的心理负担。

专家温馨提示

康复意味着回肠造口患者能够重新回到家庭和社会,发挥积极的作用。回肠造口术后不代表伤残,回肠造口患者不要刻意贬低自我。

☆ 如何与您的新成员(回肠造口)和谐生活?

答:首先您必须以积极乐观的态度去面对,要明白医生是利用了您自己的肠子来救您的生命;其次您应在专业人员如造口治疗师、或临床护士的指导下尽快学会回肠造口的护理方法,选择合适的造口护理产品。其实造口袋藏在衣服下面,且密闭具有防臭功能,旁人是不会察觉的,多给自己一些自信。

专家温馨提示

医护人员能给与回肠造口患者的帮助是短暂的、有限的,患者与回肠造口需相伴几个月甚至余生,因此只有靠自己不断的去总结、去体会、去实践,回肠造口自我护理能力才能得到飞快的提升。

第二节　家属如何面对

☆ 当家人需要行回肠造口手术时,如何面对?

答: 当家人需要行回肠造口手术时您可能如患者一样,觉得伤心难过,不知如何是好。等您平静下来,可能希望对回肠造口手术和护理有更多的了解,也希望知道怎样才能更好地支持和帮助患者。您应该知道:回肠造口不是一种疾病;您的家人需要行回肠造口手术,只是治疗疾病的需要,并不是对您或家属以往所做错事的报应。回肠造口只是排便的通道,不具有传染性,也不会影响家庭生活。如果您愿意倾谈,可能会对事情有所帮助,您可以把感受与其他亲人朋友或可以信任的人分享。

☆ 应该告知家人行回肠造口手术吗?

答: 应该。患者有权利知道自己的病情和疾病治疗方式。患者的配偶和亲人常常低估了患者行回肠造口手术的概率,同时会担忧"如果告诉患者真相,会不会让他无法承受"。从某个角度来说,家属这种做法是为了保护患者,避免让其去面对一些令彼此伤心痛苦的事。然而,当真正行回肠造口手术时,患者知道亲人隐瞒真相后,可能会更加痛苦,甚至会影响患者的康复和进一步的治疗,而且还会伤害患者与家属的信任关系。

☆ 如何向家人告知病情?

答: 放松自己,尽量保持平静。与患者交谈中并不是要告知患者多少病情,而是帮助患者把压抑的情绪释放出来,陪伴、倾听和分担他的感受。交谈时宜选择一个患者熟悉且舒适、安静、不受干扰的地方。必要时多找几位患者信任的亲人陪伴,寻找恰当的时机(例如当患者主动询问时,家人应先了解患者问这些问题的原因,引导他表达出更多心中所想或感受,才做出回应),尽量用简单和直接的字眼告知患者病情。

☆ 首次见到回肠造口,您的感受?

答:虽然术前医护人员给家属详细介绍了回肠造口的情况并展示了回肠造口的模型,但真正看到回肠造口时,腹部红红的突出可能让您觉得恶心,害怕。其实,回肠造口就是人的肠道,它以前藏在肚子里我们看不到,现在只是被转移到腹部而已,不必为此感到害怕。

☆ 您可以帮助家人做些什么?

答:术后早期,患者体力尚未完全恢复,非常需要得到家属的帮助。作为家属应主动向造口治疗师或临床护士学习回肠造口护理方法及了解相关注意事项,按照造口治疗师或临床护士的指导购买相关的护理用品,协助观察回肠造口及其周围皮肤并发症。一旦发现异常及时告知医护人员。家人一同学习护理回肠造口,可以让患者感到被接纳,利于消除患者的心理障碍。但当患者自我护理能力恢复后,应让患者自行护理回肠造口,避免患者对家人过度依赖,影响您的生活和工作,同时过度的依赖也会影响患者的身心康复。

专家温馨提示

对于回肠造口手术的反应,每个患者是不同的,对于一些患者来说,它可能是个问题;但对于另外一些患者来说,它是一个挑战;某人认为它是拯救生命的,而另外一个人却会认为它是灾难性的经历。不管反应如何,大多数患者从被诊断开始,一直到康复的整个过程中,都需要大量的支持和帮助!尤其家人的支持和帮助!家人一起学习回肠造口护理,刻意让患者感到被接纳,消除患者的心理障碍。

第三节　回肠造口患者感人的故事

在这个世界上,有这样一群人,虽历经磨难,却珍爱生命,不曾放弃。他们都曾不幸被病魔选中,在艰难求生的道路上煎熬、挣扎;他们都曾体验过死亡近在咫尺的恐惧,心里的悲伤化为愤怒甚至绝望,却都无济于事;他们都曾面临艰难抉择,生或死,只在一念之间。值得庆幸的是,残酷现实面前,他们选择了坚强与面对,他们就是肠造口者——一群忍痛以排泄改道换来生的希望的勇士!

生命无价,珍爱珍重!

每一个肠造口者都是重生的天使,以往的处境虽然艰难,但短暂的悲伤与发泄过后,他们不再怨天尤人,而是相信"与其诅咒黑暗,被现实打倒,不如点燃蜡烛,以光明驱散黑暗"。他们勇敢地面对肠造口手术后的生活,活出精彩。

☆ 回肠造口者——诺玛·基尔（Norma N.Gill）精彩的人生

　　1920 年 6 月 26 日，诺玛·基尔（Norma N.Gill）出生于美国东南部名叫阿克伦的城市。29 岁被诊断为溃疡性结肠炎的她经受了该病无数次的折磨。34 岁那年，诺玛·基尔在美国克利夫兰（Cleveland）医疗中心肛肠科主任罗培坦波（Rupert Beach Turnbull）医生的建议下接受了全结肠切除术和永久性回肠造口术。此前其祖母因患大肠癌行结肠造口手术，此后其女儿也成了一名回肠造口者。几代人的经历，驱使她立志成为一位肠造口护理专家。起初她仅在 Akron 地区医院为患者发送邮件，之后不久便接受了一位医生的建议，号召其他外科医生和志愿者去帮助新的肠造口者。1958 年 38 岁的诺玛·基尔在与罗培坦波医生交流在 Akron 地区护理患者的体会时，其对肠造口护理服务如火一般的热情引起了罗培坦波医生的兴趣，同年 8 月她被邀请到克利夫兰医疗中心接受专业培训并为肠造口患者提供康复服务。罗培坦波医生的赏识让这位回肠造口者有幸成为世界上第一位造口治疗师。成为造口治疗师之后，诺玛·基尔体会到，单纯靠她的力量是非常有限的，希望能够培养更多的专业人员来帮助肠造口患者，于是在她 41 岁时，在罗培坦波医生的支持下在克利夫兰医疗中心开设了世界上第一所造口治疗师学校，学生来自全国各地，罗培坦波医生和她也因此成了享誉全球的肠造口康复专家。诺玛·基尔 48 岁时，组织成立了美国造口治疗师协会（National Association of Enterostomal Therapists，NAET）并担任秘书；57 岁时，组织成立世界造口治疗师协会（World Council of Enterostomal Therapists，WCET），并担任第一届主席。1998

年,诺玛·基尔逝世,享年 79 岁。

编 者 寄 语

诺玛·基尔是世界上首位造口治疗师,她一生致力于造福千千万万的肠造口者,为肠造口治疗康复事业的发展做出了不可磨灭的贡献。她不屈不挠的毅力、永不熄灭的热情、乐于奉献的精神永远值得我们学习。

自 2001 年起,中国广州、北京、南京、上海、温州、湖南、西安、安徽、天津等 9 个地区相继开办了经世界造口治疗师协会认可的造口治疗师学校,培养了 1 千多名的造口治疗师。像医生一样,很多造口治疗师也在门诊坐诊,利用专业知识及时为肠造口患者排忧解难。

☆ 回肠造口者——健美先生的故事

33 岁的英国人布莱克·贝克福德出生于英国沃里克郡。布莱克本是个健美运动员,但他的职业生涯在 2003 年戛然而止。"当时我正在准备参加一项健美比赛,但突然腹泻不止,腹部痛如刀绞。医院的检查结果是溃疡性结肠炎"。布莱克回忆说,"医生当时就建议我做手术,但我拒绝了,因为健美运动员的腹部,怎么能出现刀疤呢?"

接下来的 10 年里,布莱克几乎吃遍了各种治疗溃疡性结肠炎的药,但效果不佳。身体越来越虚弱,而且上厕所的频率也越来越高,最多的时候一天要上 20 多次厕所。虽然布莱克还想继续健美,但他的训练变得毫无系统。最后连一周 6 天、每天两小时的训练都坚持不了,往日练就的胸肌和腹肌也渐渐消失了。最后,病情恶化的布莱克彻底倒下了,只得接受结肠切除手术,否则性命堪忧。

"医生把我的整个结肠都切除了,还在手术创口处造了个人工肛门,外面贴一个收集身体排泄物的口袋……虽然我很不情愿,但这时的我已经没有选择了。"更让布莱克伤心的是医生的警告,"医生说我以后不宜再从事剧烈运动,也不允许暴饮暴食,所以继续健美是绝对不允许的。如果贸然健美,就有可能引发疝气和其他风险,后果不堪设想"。

听从医生的建议放弃健美,还是继续自己心爱的健美?对于这个问题,布莱克没有丝毫的犹豫。"虽然我很感谢医生救了我一命,但我要证明他的判断是错误的。更重要的是,我实在太喜欢健美了。"

术后几个月后,布莱克就开始了恢复性训练,当时他的体重是73公斤。经过半年的训练后,他的体重增加到了85公斤,最重要的是胸肌回来了,腹肌也回来了。布莱克的故事立即成了当地健美圈子里的热门话题,也引来了不少媒体的关注。在接受英国版《男人健身》杂志采访时,布莱克这样说道:"手术后的那段时间,我实在无法适应自己肚子上的这个孔,我甚至害羞得不想告诉家人。但后来我意识到,这已经是无法改变的事实。既然如此,我就必须勇敢地面对。健美让我重新找回了自信,现在我可以像以往一样训练和比赛,只不过肚子上多了一个口袋。"

现在的布莱克被很多健美爱好者视为偶像,也有很多人找他当私人教练。"我再也不会遮遮掩掩,我甚至会在公开场合和朋友聊我肚子上的这个孔,因为它是我身体的一部分"。布莱克说,"我想告诉和我有一样遭遇的人,放弃自卑,您会活得更快乐更健康。"

编者寄语

目前肠造口技术已发展很成熟且成为肠道疾病的一种常规治疗手段，肠造口术后只要护理得当，完全不会产生异味和造成生活上的不便。就像上面介绍的健美先生一样，只要疾病恢复了就应回归到正常生活。

从布莱克的故事中，我们可以感受到，他是一位专业的健美爱好者，尽管医生术后已叮嘱他不宜再进行健美活动，但他依旧坚持并完成了梦想。除了对布莱克的坚持和成功给予赞美外，我们还要进行理性的分析。若肠造口手术对术前爱好或生活方式造成了影响，建议患者放弃相应的爱好或改变生活方式，以免引发术后并发症的发生，如果无法做出改变，则应多咨询专业人员的建议，积极采取其他可采取的方式来预防并发症的发生。

☆ 一位回肠造口者17年的感悟

我是一名回肠造口者，从1998年做了全结肠切除手术至今已17年了，在这期间我碰到了不少困难，但在医院医生及造口治疗师的指导下，我逐步适应和解决了这些问题，现将我17年来遇到的一些主要问题和解决办法作一回顾。希望能对同病患者有所裨益。

我27年前患溃疡性结肠炎，虽经中西医的系统性治疗，如用偶氮磺胺嘧啶、免疫抑制剂等多种药物治疗以及自费使用德国进口灌肠剂、口服药等，但病情仍然反复恶化，治疗了将近10年但无法得到有效控制。随着时间的进展，我的结肠溃疡越发严重，溃疡从直肠乙状结肠蔓延到全结肠，最后出现了急性出血症状,为避免症状进一步加重,医生给我做了全结肠的手术切除。溃疡性结肠炎多发生在西欧国家,西欧国家对溃疡性结肠炎的治疗以手术切除为主,而在我国,溃疡性结肠炎主要采取服药保守治疗。记得当年我的主刀医生最初不愿为我手术,后来看到我的肠子出血严重才不得不同意做急诊手术。1998年至1999年,短短一年的时间内,我先后做了二次手术。先是全结肠切除,用回肠在体内做了个储袋,回肠造口是临时性的。后来因仍有出血症状而做了第二次手术,小肠再切去80公分,回肠造口由原来的临时性改为永久性的。

第二次手术后,我的病情得到有效控制。之前我因肠出血造成血红蛋白太低(只有5~6克),经常要输血,手术后出血症状消失。手术前我的体重只有80斤,手术一年后体重增加到100斤,现在一直保持在110斤左右。疾病得以有效控制使我能坚持在一线工作直至顺利退休。

回肠造口是回肠末端在腹壁的开口。人体消化道的每一部分都发挥着重要的作用。食物在人的胃内形成食糜,在小肠内通过进一步消化,小肠能够吸收食物中绝大部分的营养,而结肠负责吸收水分,使便成形。我经历手术后便失去了结肠,即失去了吸水功能。术后早期因人体吸收的水分不足,我连尿液都很少形成。我喝的汤、饮的牛奶很快就流到造口袋了,吃的食物也很快排出,吃下去的营养流失较多。后来我不断总结经验,改变饮食习惯,最初少吃多餐,后来多吃多餐,喝汤前先吃一些干饭,喝牛奶时就同时吃一些面包,营养状况渐渐改善。鱼汤容易消化吸收,但鱼汤会使排泄物更稀,因此在家时可以喝,但外出时就要尽量避免喝鱼汤,出远门时就要吃一些使排泄物干的食物,如偏碱性的面食等。目前,我的身体已经适应消化道结构的改变,我每天吸收的水分也已足够。遗憾的是,虽然手术已经18年了,但排泄物还是无法成形,无法养成定时排便的习惯,这大概就是回肠造口的特点吧。

这些年来我遇到的最大的问题就是肠梗阻,这也是回肠造口人容易出现的问题。我先后4次肠梗阻,第一次梗阻是吃火锅,由于怕烫吃快了,囫囵吞下食物,很快出现腹部疼痛,继而腹痛难忍,于是紧急入院行相关检查,腹部平片提示:不完全性肠梗阻,收入院治疗。幸运的是在医院坐轮椅时因道路不平,堵塞的食物被颠下去了,我住院一晚就出院了。但后来的3次就没有这么幸运,而且一次比一次难受。第二次肠梗阻是发生在度假时,由于中午吃了还没有泡透开的木耳,饭后约1个多小时就出现了腹部疼痛,当时不知道又是肠梗阻,傍晚还吃了一些面条。接着腹部疼痛加剧并呕吐,我紧急入住当地医院,X光片检查显示:肠梗阻。护士给我插了胃管进行胃肠减压,第2天我转院回到工作的医院治疗,医生让我禁食,禁水,静脉补液以维持营养。第5天主管医生叫中医给我开了一剂含有大黄的中药,不久就排出一堆像煤渣一样的排泄物,肠子终于通了。虽然有了前两次的患病经历,但是我仍旧不知道肠梗阻是回肠造口人最易出现的问题,因此在饮食上还是不注意,正如我母亲说我那样"您怎么老是好了伤疤忘了疼啊",于是出现了第三次肠梗阻。第三次肠梗阻就是因为吃了放在冰箱里的大蕉,肠痉挛造成不完全肠梗阻,发病后我入住所工作的医院保健科治疗。最要命的是第四次,因吃饭时说话,不小心把一大块鸡肉吞下去,还咽下没有嚼烂的羊肉,很快就开始感觉腹部疼痛。因为是元旦的晚上,急诊医生给我开了解痉止痛针并嘱我打针后回家好好休息放松,可是只是缓解了一会后又出现不断呕吐及难忍的腹痛。第二天我又住进了医院,接连几天医生给我用了很多治疗方法甚至口服橄榄油似乎都不见效,肠子一点都不通,粪水从口里呕出来,肚子一阵一阵的剧痛,医生说明天还不通可能就要手术了,好在那天晚上肠子突然就通了。现在回想起来那种剧痛还感到后怕。直到最近在医院举办的造口康复知识讲座中我才知道肠梗阻是回肠造口人最易出现的问题,要在吃东西时特别小心,要细嚼慢咽以免造成肠子堵塞。

回肠造口人的粪便稀,粪便中混杂的消化液对皮肤刺激大,如何护理好造口需要我们结合个人的实际情况并不断摸索总结经验。我认为,选择造口产品时,要充分评估自我的回肠造口和皮肤特点,有条件的话,最好咨询专业人员的建议。这十多年来我已具备了回肠造口自我护理能力。在造口产品筛选过程中,考虑到由于粪便稀和消化液的刺激,造口袋需要经常更换,我就选择一些容易更换的而不是贴得很紧的产品;由于水分多就不选附有碳片的产品;造口袋要选适合本人皮肤的产品;另外从爱美的角度,我就选择比较薄的一件式而不选用较为厚的两件式产品,我选用的产品还是较为廉价的。

回肠造口人吃下去的东西流出较快,大家似乎都觉得不好。但从另一个角度看,我认为事情还有好的一面,我可以较为直观的看到吃下去的东西消化得如何,从而选择自己的饮食。我观察到有些药片如螺旋藻片小肠不会消化吸收,会整粒药片拉出来,还有枸杞子等也是不消化的。

回肠造口手术已经做了17年了,回肠造口护理已经是我生活中不可缺少的一部分。我感到我们肠造口者首先要有一个良好的心态,良好的心态对身体的康复是有很积极的作用的,也能提高自身的免疫力,达到延年益寿的目的;其次多学习一些医学常识,特别是与自己的疾病有密切关系的知识,做到知其然知其所以然,可看一些科普书,专业书,可参加医院举办的肠造口康复知识讲座,还可参加医院及地区举办的造口联谊会;在身体状况可行的情况下,还可作为一名肠造口探访者,为新的肠造口朋友带去温暖、协助指导他们如何解决在护理上遇到的难题。这几年通过参加医院的探访工作,我感受到了帮助别人的快乐。

退休后,我的生活也是多姿多彩的。我经常做一些家务,与子孙共享天伦之乐。我还常与家人、亲朋、同学定期和不定期聚会。此外,我会出去旅游,先后到了西欧、东欧、澳洲,国内走得更多,有时还结伴开车自驾游。我参加了老干大学的钢琴班学习,参加医院的老干舞蹈班学习并参加演出,结交了许多新的朋友。丰富的生活让我愉悦了心身、陶冶了情操、开阔了眼界、丰富了知识。我觉得生活更有意义,更加充实了。

（邝女士）

编 者 寄 语

邝女士是回肠造口术后顺利康复的一个典型。从她身上,我们真实地感受到回肠造口患者术后早期不适应回肠造口护理的艰辛,同时也非常高兴地看到通过不断的努力和多方帮助,邝女士最终能够顺利走出逆境,完全适应回肠造口术后的生活并尽情享受生活。

回肠造口并不会影响生活的质量,只要稍加注意,积极积累回肠造口护理知识,回肠造口朋友术后一样可以拥有精彩的生活。"与家人、亲朋、同学定期和不定期聚会,出去旅游,先后到了西欧、东欧、美加、澳洲,国内走得更多,有时还结伴开车自驾游,参加了老干大学的钢琴班学习,参加医院的老干舞蹈班学习并参加演出",邝女士的生活比非肠造口者还要精彩,她的这段人生经历,相信会激励很多回肠造口朋友。

☆ 回肠造口术后的生活也可以多姿多彩

我是一名回肠造口人,1999年由于患有严重的溃疡性结肠炎而做了全结肠切除手术,至今已经有16个年头了。手术前由于长期出血我连说话都没气力,出门只能走约300米就要停下来休息,经手术切除病灶使我重获新生。

术后的这16年里,我逐渐找出了一些适合自己回肠造口护理的办法和体会,生活质量有了很大的提高。开始我谨小慎微,很多东西都不敢吃,现在除了会引起我过敏的虾蟹之外我什么都吃,吃完后通过细心观察排泄物,从中找到一些规律,进而知道吃哪些食物更合适,如喝鱼汤喝鲜奶我的排泄物就稀;吃鱼生吃冷饮就会闹肚子;如不细嚼慢咽吃一些难于消化的东西就会引起肠梗阻,吃一些碱性食物如碱水面等排泄物就会较干等。

我是一个旅游爱好者,手术后头一年我哪里都不敢去,第二年我开始了短期的省内游、国内游,先后去了九寨沟、黄山、张家界、内蒙古、新疆、西安等地。退休后有了较多的时间,我就尝试到较远的国外旅游,先后去了西欧11国,还去了澳大利亚、泰国、越南等地。旅游途中经历了不少事,碰到了不少正常人根本不会碰到的困难。如在欧洲旅游时经常会碰到长时间的不停车,而且欧洲司机的工作是很严谨也可以说是很刻板的,一经确定一天停车几次就不再更改,不像在国内遇到特殊情况还可以和司机商量一下给予方便。对于像我这样的回肠造口人来说就有很大的困难,因为回肠造口每天都会有较多东西排出。开始由于经验不足,在德国境内就曾出现过尴尬的局面,到了加油站排队缴费上厕所时,袋子就由于太满而泄漏了,后来我只要知道是要长途旅行就吃一些面食,使排泄物尽量干一些,减少水分。

我认为我们回肠造口者只要不断提高造口护理知识和方法,出门时做好充分准备,困难是可以克服的。我现在经常去游泳,去泡温泉,还参加单位组织的文娱活动。

希望所有的回肠造口朋友丢下您的思想负担,快快乐乐地享受每天的生活吧。

(李先生)

编 者 寄 语

手术初期,尤其是术后第一个星期,身体的创伤往往令病人感到很虚弱。熬过这段最艰难的时期后,只要造口护理得当,他们的生活可以像正常人一样精彩。李先生是一位比较有想法的回肠造口者,十多年来,通过不断总结自己的饮食规律和旅游经验,他现在已经能够从容应对回肠造口。希望所有回肠造口者能够像李先生说的那样,丢下思想负担,抛开回肠造口所带来的所有不悦,快快乐乐的享受每一天。

☆ **与妈妈共渡难关**

2015 年 2 月,得知妈妈患了直肠癌,我迅速辞退了在意大利的工作回到中国全程陪伴妈妈。妈妈住院期间,医生告知我们可以进行保肛手术,但需要行临时性回肠造口。术前我对回肠造口的认识几乎为零,但在医院造口治疗师和肠造口探访者的介绍和解释下有了一些了解。想着不管怎样,临时性回肠造口保留时间仅仅是几个月而已,一切很快会过去,我就在手术同意书上签了字。

今天,妈妈终于行临时性回肠造口回纳术,我的心情格外轻松。看到妈妈顺利康复,2 个多月来陪伴妈妈抗击病魔所经历的事情——浮现在我的脑海,现写下来给即将行回肠造口手术的朋友及患者家属参考,希望能对您们有所帮助。

1) 认识回肠造口的特点:术后住院期间,从造口治疗师的宣教和指导中,我和妈妈对回肠造口护理的相关知识有了更多的了解并都尝试了亲手更换造口袋。术后第 5 天,妈妈出院了,因体质虚弱,回肠造口的护理由我来协助,这时我才真正体会到回肠造口的护理难度。记得第 1 次更换造口袋时,因术后妈妈的回肠造口一直排水样便,还未来得及粘贴造口袋,粪水便"哗啦"从回肠造口涌出,将刚清洁干净的回肠造口周围皮肤又弄脏啦,更头痛的是床单也被弄脏了(因更换造口袋前没有使用垫单保护),我只好重新清洁。2 天后回医院造口门诊拆线,造口治疗师发现妈妈的回肠造口皮肤破损并通过观察发现皮肤损伤的原因是我裁剪的造口袋底盘开口过小,将回肠造口的远端开口压住,回肠造口远端开口的肠管分泌黏液使造口袋无法粘贴稳妥,底盘渗漏后回肠造口周围的皮肤受粪水刺激而损伤。这时我才清楚裁剪造口袋的重要性并明确妈妈的临时性回肠造口原来是 2 个开口,一个是排泄粪便的,另一个是与肛门相通仅排泄黏液的(因与肛门相通的开口与皮肤平齐,如不注意难以看出)。之后我按照造口治疗师的指导每次更换新的造口袋时,造口底盘的开口都根据回肠造口的大小和形状来调整(造口底盘开口必须将回肠造口的远端和近端开口同时纳入),从而降低了皮肤再次受到粪水刺激而损伤的风险。

2) 保持人体出入平衡:在家康复期间,我的妈妈还遇到了一个较大的难题——术后肾功能的损伤。术后妈妈经常口干、乏力,返院检查时发现血肌酐高达 555.1μmol/L,提示肾脏功能衰竭。听到这个消息,我和妈妈都感到很惊讶,妈妈得的是胃肠道的疾病,怎么会出现肾脏的损伤? 后经医生和造口治疗师介绍才得知,妈妈的回肠造口日常排泄量较大,平日里需及时补充水分,保持人体出入平衡。回肠造口术后,对排泄物的正确认知是必要的,初期造口排泄物比较稀,人体每日经大便流失的水分较多,随着时间的推移,胃肠道慢慢适应手术所带来的变化后,粪便将逐渐成形。粪便成形时间因人而异,听说有些患者术后几天就可以排成形便,而我的妈妈术后一个多月才排糊状便,因而出现失水过多。个人提醒:回肠造口者初期一定要关注并记录回肠造口的排出量(明确什么量正常,什么量异常),如果尿量减少,口干乏力,则提示人体缺水,一定要引起重视。

3) 注意回肠造口周围皮肤的保护:回肠造口周围皮肤护理问题是很多回肠造口者会遇到的难题之一。我妈妈出院后不久,因回肠造口护理不当而出现了回肠造口周围皮肤的糜烂,妈妈自觉非常疼痛,生活质量较差。出现问题后,我马上带妈妈回院复查,复查时造口治疗师就底盘渗漏原因为我们做了详细的介绍,手把手帮我们纠正肠造口护理问题,经造口治疗师处理后不久,妈妈的皮炎就痊愈了。非常庆幸我们可以得到这么专业的护理人员的帮助,在回肠造口周围皮肤护理过程中,我个人也积攒了一些经验,个人觉得液体敷料和皮肤保护粉较好用,皮肤保护粉使用过程中需注意用量,放太多会影响底盘的粘贴。回肠造口与别的肠造口不同,回肠造口排泄物较稀,粪水中含大量的消化酶,一旦接触皮肤会引起皮肤的损伤。日常护理过程中,关键是要掌握好底盘粘贴的技巧,避免造口袋渗漏;其次是要注意观察,一旦出现皮肤损伤,及时进行处理。

4) 饮食问题:很多新回肠造口患者对饮食非常头疼,害怕饮食不当而出现营养不良或肠道堵塞问题。我妈妈的回肠造口位置较高,水分排出较多。居家护理期间,从饮食方面,我们遵循造口治疗师的建议,主要把握三个原则:积极补充水分,量入为出;细嚼慢咽,避免大块大块地咽下食物,这对于预防回肠造口堵塞是非常有意义的;观察口服药物的吸收情况。我曾亲眼见到妈妈服下去的口服药原样从回肠造口排出,遇到这种情况需考虑跟医生沟通,改变用药方式或使用易吸收的药物。

5) 回肠造口者的适应与学习:个人认为可以多引导和组织肠造口者们进行沟通、交流。肠造口朋友的帮助对新肠造口者对肠造口的适应和自我护理是非常有帮助的,有了他们的联系方式后,我妈妈在家无助或心理低落时,才不至于不知道该怎么办。

以上是我帮助妈妈护理回肠造口期间积累的一些心得,虽然目前我妈妈的回肠造口已经回纳,她不再是回肠造口者,但这2个多月难忘的经历让我感触很深,肠造口者这个团体也让我很感动。

编 者 寄 语

"乌鸟私情,愿乞终养!"

得知母亲患癌后,作者立即辞掉工作,从意大利飞回中国,陪伴妈妈走出困境。她是一位非常孝顺的女儿,从妈妈住院、手术到出院后居家生活这一整个阶段,她都时刻陪伴,不离不弃。

子女是父母生命的延续,在父母心里,子女非常重要。患病期间,有子女陪伴在身边嘘寒问暖,悉心照料,是对老人最大的宽慰。作者从妈妈行回肠造口手术直至回肠造口顺利回纳,一直细心关注妈妈的饮食、用药、检查和回肠造口护理,给予了患者极大的支持及鼓励。我们赞美她的孝心的同时积极向她征稿,希望将她的事迹记录下来,与广大病友共享。

☆ 一位老探访者的自豪

我是 1998 年 6 月接受肠造口手术,随后参加了"肠造口探访"项目。迄今为止,17 个年头过去了,回眸肠造口探访的历程,我感到受益良多。

中山大学附属肿瘤医院万德森教授力办的广州造口联谊会和肠造口探访项目,为肠造口朋友搭建了一个互动平台,对肠造口者的康复起到极大的推动作用。作为一个肠造口探访者,我深感幸福,这也是众多的新肠造口朋友的福音。肠造口探访者的探访对象都是肠造口手术前后的病人,这个时期的病人大部分处于恐惧,忧郁和迷茫之中,特别需要关爱和支持,而探访者的以身说法,能让新的肠造口者产生共鸣。因为我们肠造口者之间有共同的语言,共同的心态,共同的经历,这是无可替代的。肠造口探访者能给新的肠造口者解答疑问,减轻心理压力。俗话说,"榜样的力量是无穷的",这句话放在这里说,极具意义,我们的探访工作激励病人在治疗与康复道路上坚强而勇敢地前行。

年近八旬的我,在探访团队里是高龄者,这是我的一大优势。病人看到这么大年纪的肠造口探访者,心里有"钦佩"之感,没等我开口,他们便先问我多大年纪,做了肠造口手术多少年? 被探访者,开始时一般都面无表情,语言也不多,显然是思想压力大导致的,通过耐心沟通,被探访者情绪开始好转,脸上逐渐露出笑容,语言也多起来。在很多探访过程中,有的病人会提出想看看我的肠造口,我也很乐意去满足他们这一小要求。我相信真情才能感动人,真情才能达到探访的效果。

每次探访完毕,我心里都有一种满足的欣慰感。希望在我的有生之年,我能够和所有的探访者一起继续把这份爱心传播下去,为更多新的肠造口朋友带来心灵的慰藉和战胜疾病的信心!

更希望肠造口探访之路越走越宽广,为更多的肠造口朋友带来幸福和快乐!

(武先生)

编 者 寄 语

肠造口探访者面对的不是冰冷的石头,而是被病魔夺去了快乐与希望的人,他们擅用冷漠来伪装内心的无助,而在无私的帮助、动人的真情感染下,病人冰冷的心被捂热,僵硬的脸上露出笑容,呆滞的眼中绽放出光芒,每当看到这一情节,我都觉得这是世界上最美丽的画面。人间自有真情在,癌痛无情,人有情!肠造口探访者们真诚无比,多年来,共同努力,播撒爱心,不求回报,令人感动。

1. **肠造口患者**：是指因治疗需要，把一段肠管拉出腹腔，并将开口缝合于腹壁切口上以排泄粪便或尿液，即行肠造口手术的患者，如结肠造口、回肠造口、泌尿造口患者。

2. **肠造口探访者**：肠造口探访者是指接受肠造口手术后，拥有较好的肠造口自我护理能力和体会，同时具备较高的思想境界、乐于帮助其他肠造口朋友的肠造口者。肠造口探访者者的年龄、性别、职业和文化背景各有不同，但都有一个共同的联结纽带，就是他们都做过肠造口手术，现过上了正常的生活。

3. **造口治疗师**：造口治疗师是指导术前和术后如何进行造口部位护理、给予患者良好的心理支持、帮助患者选择和佩戴造口材料、制定出院计划及随访等护理工作的专业卫生人员。一般需参加世界造口治疗师协会（WCET）认可的造口治疗师学校系统培训，学习内容包括肠造口护理、伤口护理和失禁护理三大专科护理知识和技能，通过考核后获得造口治疗师证书。

4. **世界造口治疗师协会**：世界造口治疗师协会的英文名称是 World Council of Enterostomal Therapists（简称 WCET）。访问主页：http：//www.wcetn.org/。WCET 于 1978 年 5 月 18 日正式成立，目前有 72 个国家参加。正式会员是造口治疗师，副会员是医生和造口材料公司人员，每 2 年召开一次世界性会议。WCET 是一个非盈利性组织，其宗旨是在全球范围内推广规范的造口治疗，培训相关的造口护理专业人员，为全球的造口者、失禁患者以及具有伤口、瘘管的患者提供良好的服务。

5. 国际造口协会:国际造口协会的英文是 International Ostomy Association(简称 IOA)。访问主页:http://www.ostomy-international.org/。IOA 成立于 1975 年,是一个主要以造口者为主的造口组织,但医生和护士也可以参加。IOA 的宗旨就是通过在世界各国或地区建立造口组织的联盟,致力于改善造口者或其他类似疾病患者的生活质量。IOA 对造口患者给予的支持,不是物质的支持,而是一种鼓励。大多数造口患者毫无例外地有一些社会问题,同样有某些心理障碍,他们感到自身被孤立,IOA 通过他们的访问计划和教育会议试图缓解他们的顾虑。

6. 亚洲造口协会:亚洲造口协会的英文是 Asian Ostomy Association(简称 AOA)。访问主页:http://www.ostomyinterna-tional.org/regionasia.htm。AOA 成立于 1993 年 9 月,是国际造口协会的一个地区区域组织,成员包括中国、中国香港、印度、印尼、伊朗、日本、韩国、马来西亚、蒙古、菲律宾、新加坡、斯里兰卡、泰国、中国台湾、越南。此外,各个国家也都有自己的协会。

7. 世界造口日:IOA 倡导的“世界造口日”(World Ostomy Day,简称 WOD)活动是对造口患者的社会环境与生活质量提供帮助的世界性活动,全球许多国家和地区在这一天举办各种有益的活动,以唤起全社会关心造口患者,给他们最大的关怀和支持,鼓励他们更好地生活。1993 年 10 月 2 日定为第一个世界造口日,以后每 3 年举行一次,每次都在 10 月的第一个星期的星期六。每个世界造口日都设有 1 个主题。

序号	时间	主题
第一个世界造口日	1993 年 10 月 2 日	"您如何庆祝这一天"
第二个世界造口日	1996 年 10 月 5 日	"共同努力"
第三个世界造口日	1999 年 10 月 2 日	"让我们携手迈进下一个世纪"
第四个世界造口日	2002 年 10 月 5 日	"我们一样能够做到"
第五个世界造口日	2006 年 10 月 7 日	"让我们活得更精彩"
第六个世界造口日	2009 年 10 月 3 日	"活出姿彩"
第七个世界造口日	2012 年 10 月 6 日	"共同关注,多点聆听"
第八个世界造口日	2015 年 10 月 3 日	"不同的故事,同样的心声"

参考文献

［1］丁文龙.系统解剖学［M］.北京:人民卫生出版社,2009:75.

［2］柏树令.系统解剖学(八年制)［M］.北京:人民卫生出版社,2010:123.

［3］朱建华,李绮雯.肠话短说［M］.2版.香港:至高图书有限公司,2010:162-174.

［4］喻德洪.肠造口治疗［M］.北京:人民卫生出版社,2004:140-147,179-205;222.

［5］胡爱玲,郑美春,李伟娟.现代伤口与肠造口临床护理实践［M］.北京:中国协和医科大学出版社,2010:310-360.

［6］万德森,朱建华,周志伟,等.造口康复治疗理论与实践［M］.北京:中国医药科技出版社,2006:195-219.

［7］H Nyback,H GBE Jemec.Skin problem in stoma patients.Journal of the European Academy of Dermatology Venereology,2010,24(3):249-257.

［8］徐洪莲,何海燕,蔡蓓丽,等.回肠造口粪水性皮炎的原因分析及对策［J］.中华护理杂志,2011,46(3):247-249.

［9］Angus JM Waston,Laura Nicol,Susan Dondaldson,et al.Complication of stoma:their aetiology and management.British Journal of Community Nursing,2014,18(3):111-116.